D1995770

SEIT ÄSKULAPS ZEITEN

Seit Äskulaps Zeiten

Aphorismen für Mediziner

Herausgegeben von
Winfried Hönes

Drei Lilien Verlag
Wiesbaden

Titelbild:
Äskulap, der Gott der Medizin,
bei der Entdeckung der Bettonica.
Nach einer Miniatur des 9. Jahrhunderts

Drei Lilien Verlag GmbH, Wiesbaden
© Verlagsbüro Dr. Arno Kappler, Koblenz 1988
Alle Rechte vorbehalten
Satz: Satz & Grafik Werkstätte Regina Meier, Bonn
Druck und Einband: May & Co., Darmstadt
ISBN 3-922383-59-9

Inhalt

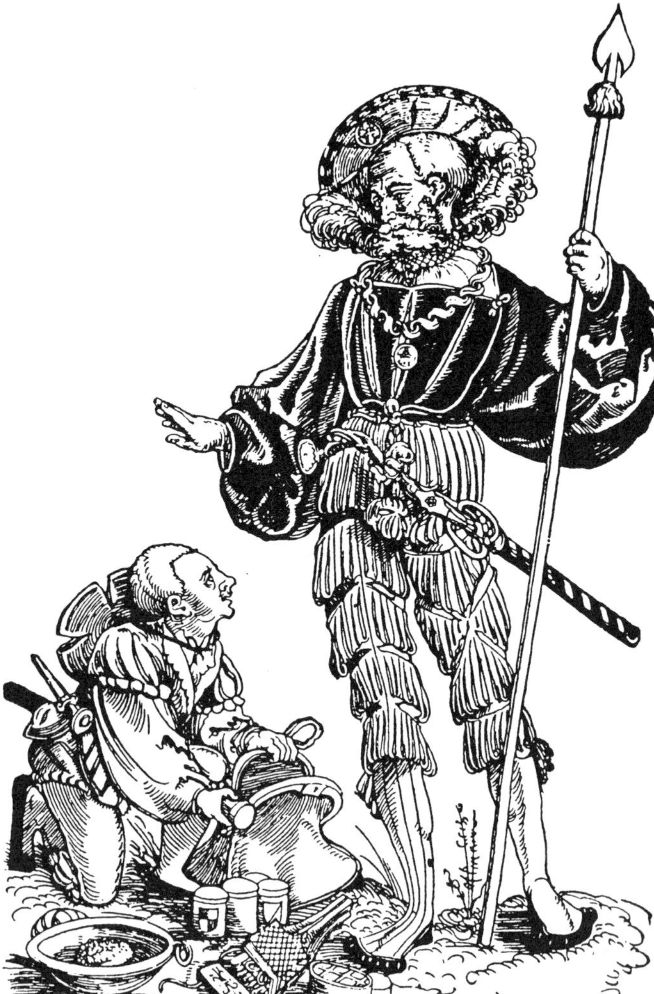

Der Feldscher und sein Gehilfe. Holzschnitt, um 1530.

Ein Wort zuvor

„Bleiben Sie gesund“, „Alles Gute, besonders Gesundheit“, „Für das nächste Jahr wünsche ich vor allem Gesundheit“ – so äußert sich, wer Glück wünscht zum Geburtstag, zum neuen Jahr, zum Abschied. Dieser Wunsch – der beste, den man jemandem zukommen lassen kann – gründet sich auf die Erfahrung, daß „Gesundheit nicht alles, aber ohne Gesundheit alles nichts“ ist, wie Schopenhauer sagt. Dieser Wunsch ist durch die Jahrtausende gleich geblieben: „Gesundheit und Verstand, das sind die beiden Lebensgüter“, sagt Menander, und bei Jesus Sirach lesen wir: „Ein Leben in Gesundheit will ich lieber als Feingold . . .“.
Die vorliegende Sammlung, die natürlich nicht nur für Ärzte herausgegeben worden ist – denn was wäre der Arzt ohne seinen Patienten? –, vereint Aphorismen von Philosophen und Schriftstellern aus der Weltliteratur – vom Alten Testament bis zur Gegenwart. Der Leser wird sehr bald feststellen, daß das Buch mehr enthält, als das Inhaltsverzeichnis andeutet. So findet er im Kapitel über die Krankheit Aussagen zum Verhältnis Krankheit-Gesundheit, Krankheit-Arzt, Krankheit-Religion. Er wird weiterhin feststellen, daß Autoren, die offenbar selbst krank oder kränklich gewesen sind, Wesentliches zum Thema ausgesagt haben: Michel de Montaigne und Georg Christoph Lichtenberg, Arthur Schopenhauer und Friedrich Hebbel sowie viele andere.
Aus dem Kreis derer, die gründlich über Gesundheit und Krankheit, über Schmerz und Leid nachgedacht haben, kommt auch Kritik am ärztlichen Stand. Montaigne beispielsweise kann seine Ablehnung

nicht verhehlen. Aber er gewinnt ihr nicht nur eine positive Seite ab, sondern sieht seine Einstellung selbstkritisch: „Ich weiß, daß meine Abneigung gegen Ärzte krankhaft ist! Wenn sie mich aber am Leben erhält?“

Der Arzt stand und steht im Mittelpunkt menschlichen Lebens. Entsprechend vielfältig und umfassend sind die Äußerungen, die sich mit ihm und der von ihm vertretenen Medizin befassen. Sie sind ablehnend und zustimmend, grundsätzlich und leichtgeschürzt, theoretisierend oder ganz praktisch – je nach Erfahrung, Einstellung und Temperament des Verfassers. So sagt etwa Homer: „Denn ein Arzt ist höher denn viele and're zu achten“, während der zeitgenössische Aphoristiker Hans-Horst Skupy meint: „Man sollte auch mal den Äskulapstab über die Ärzte brechen.“ Dazwischen liegen Welten – nicht nur literarhistorisch, sondern auch an Lebenserfahrung.

Christian Morgenstern schreibt: „Das ist meine allerschlimmste Erfahrung: Der Schmerz macht die meisten Menschen nicht groß, sondern klein.“ Trotzdem finden sich viele Schriftsteller, die Schmerz und Krankheit positiv sehen, diese Lebenserfahrung als Möglichkeit erkennen – als Stimulans, wie Nietzsche und Musil sagen –, als ein Stimulans, das Lebensperspektiven eröffnet, die den Gesunden verborgen bleiben. Marcel Proust drückt das so aus: „Ich bedaure die Menschen, die unheilbar gesund sind.“ Und Curt Goetz fügt hinzu: „Hundertprozentige Gesundheit ist eine Stoffwechselerkrankung.“

Damit schließt sich der Kreis zur Satire: Keine Frage, daß etwas so Elementares wie das Thema Arzt und Medizin, Krankheit und Gesundheit die Humoristen herausfordert – und sei es nur, um eine Krankheit zu überwinden. Das beginnt bereits in der Antike, mit Antiphon („Krankheit ist für die Trägen ein Fest, denn sie enthebt sie der Arbeit"), geht über Montaigne, Lichtenberg und Karl Kraus bis zu Stanislaw Jerzy Lec: „Der Fortschritt der Medizin wird uns das Ende jener liberalen Zeit bescheren, da der Mensch noch sterben konnte, wann er wollte."

Kleve, im November 1987
Winfried Hönes

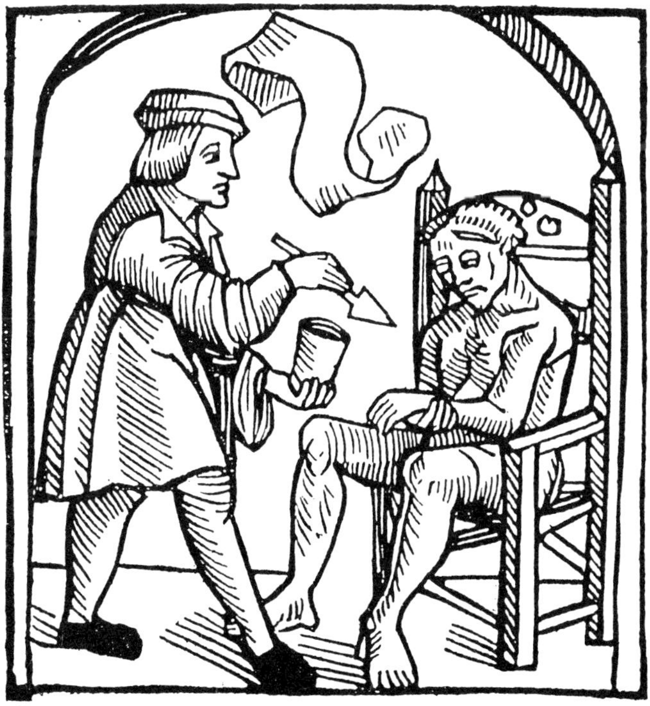

Wundarzt. Holzschnitt aus dem Unterweisungsbüchlein für Chirurgen, Augsburg 1515.

DIE GESUNDHEIT

Halte dich selbst nicht für weise, fürchte den Herrn und meide das Böse; das wird deinem Leibe gesund sein und deine Gebeine erquicken. Spr. 3,7–8

Die Gesundheit erhalten: Nicht bis zur Sättigung essen, sich vor Anstrengungen nicht scheuen!
Hippokrates

Da flehen die Menschen die Götter an um Gesundheit und wissen nicht, daß sie die Macht darüber selbst besitzen. Durch ihre Unmäßigkeit arbeiten sie ihr entgegen und werden so selber durch ihre Begierden zu Verrätern an ihrer Gesundheit. Demokrit

Wir wollen nicht wissen, was Gesundheit ist, wir wollen lieber gesund sein, als erkennen, was die Gesundheit ist. Aristoteles

Erbitte dir zuerst Gesundheit, dann Wohlergehen, drittens ein frohes Herz und zuletzt niemandes Schuldner zu sein. Philemon

Gesundheit und Verstand, das sind die beiden Lebensgüter. Menander

Ein Leben in Gesundheit will ich lieber als Feingold, einen frohen Sinn lieber als Perlen. Sir.30,15

Kein Reichtum geht über den Reichtum der Gesundheit und keine Freude über ein frohes Herz.
Sir.30,16

Zum Glück gehört geistige Gesundheit, gesund aber kann kein Mensch sein, der, statt für sein eigenes Bestes bemüht zu sein, sich selbst zu schaden bestrebt ist.
Seneca

Mens sana in corpore sano.
Juvenal

Man fragte einen, was ihn so lange bei guter Gesundheit hielt? „Die Unbekanntschaft mit der Medizin", war seine Antwort.
Michel de Montaigne

Wie ein Gesunder einen Kranken bessert, verschlechtert der Anblick des Kranken das Befinden des Gesunden.
Michel de Montaigne

Eine gute Regierung spürt man sowenig wie Gesundheit.
Michel de Montaigne

Sich, ehe Anlaß dazu da ist, entschuldigen, heißt sich anklagen und sich bei voller Gesundheit zur Ader lassen, heißt dem Übel oder der Bosheit zuwinken.
Baltasar Gracián

Mit dem Schicksal muß man es halten wie mit der Gesundheit: Es genießen, wenn es gut, und Geduld haben, wenn es böse ist, und zu starken Mitteln nur im äußersten Notfall greifen.
François de La Rochefoucauld

Weisheit ist für die Seele, was Gesundheit für den Körper. François de La Rochefoucauld

Die Kunst, bei unmäßigem Leben gesund zu bleiben, existiert ebensowenig wie der Stein der Weisen, die weissagende Astrologie oder die Theologie der Magier. Voltaire

Nur die Gesundheit ist das Leben.
Friedrich von Hagedorn

Leider ist die Gesundheit unter allen Gütern dasjenige, dem der Mensch die geringste Aufmerksamkeit schenkt. Louis Sébastien Mercier

Gerader Menschenverstand oder ... Gesundheit der Seele ist vielleicht ebenso schwer zu erklären wie Gesundheit des Leibes. Johann H. Merck

Wer gesund ist und arbeiten will, hat in der Welt nichts zu fürchten. Gotthold Ephraim Lessing

Ein Charakter: von allem nur das Schlimmste zu sehen, alles zu fürchten, selbst Gesundheit als einen Zustand anzusehen, da man seine Krankheit nicht fühlt; ich glaube, keinen Charakter würde ich glücklicher durchsetzen können als diesen.

Georg Christoph Lichtenberg

Es geht mit meiner Gesundheit wie den Müllern zuweilen mit dem Wasser: Ich muß immer, wenigstens zwei Tage in der Woche, im Freien sammeln, um die übrigen fünfe mahlen zu können.

Georg Christoph Lichtenberg

Das Gefühl von Gesundheit erwirbt man sich nur durch Krankheit.

Georg Christoph Lichtenberg

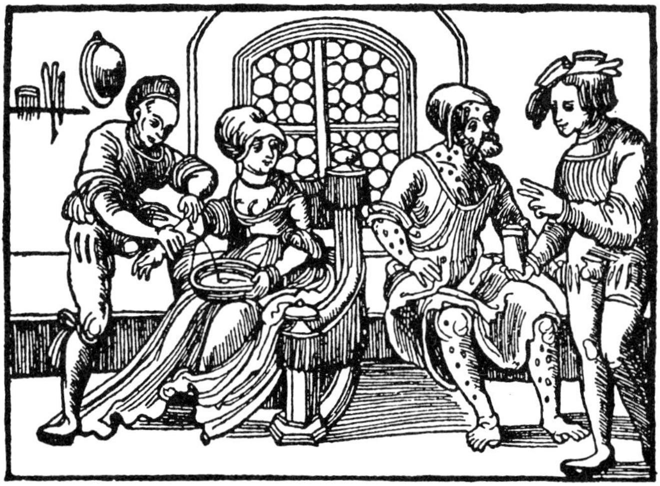

Aderlaß an einer Frau. Holzschnitt von 1520.

Die Gesundheit sieht es lieber, wenn der Körper tanzt, als wenn er schreibt.

Georg Christoph Lichtenberg

Gesundheit und Tauglichkeit fallen zusammen. Wir wünschen einen gesunden Geist in einem gesunden Körper. Und das lange Leben tritt an die Stelle der Unsterblichkeit. Johann Wolfgang von Goethe

Sorge für die Gesundheit deines Leibes und deiner Seele, aber verzärtle beide nicht! Wer auf seinen Körper losstürmt, der verschwendet ein Gut, welches oft allein hinreicht, ihn über Menschen und Schicksal zu erheben, und ohne welches alle Schätze der Erde eitle Bettelware sind. Adolph von Knigge

Tugend ist die Gesundheit der Seele.

Joseph Joubert

Glücklich ist man nur, wenn man aus dem Zustand der Gesundheit in den der Weisheit übergeht.

Joseph Joubert

Sorgt für eure Gesundheit, ohne diese kann man nie gut sein. Friedrich Schiller

Es bleibt einer der komischsten Widersprüche, daß Millionen Menschen sich um alles mehr bekümmern als um das, was sie so nahe angeht, ihren Körper und ihre Gesundheit leichthin ohne weiteres einem Arzt anvertrauen wie die alten Dümmlinge ihr Seelenheil dem Pfarrer. Karl Julius Weber

Es gibt nur eine Gesundheit und eine Menge von Krankheiten. Wilhelm von Humboldt

Es gibt tausend Krankheiten, aber nur eine Gesundheit. Ludwig Börne

Die größte aller Torheiten ist, seine Gesundheit aufzuopfern, für was es auch sei, für Erwerb, für Beförderung, für Gelehrsamkeit, für Ruhm, geschweige für Wollust und flüchtige Genüsse: Vielmehr soll man ihr alles nachsetzen. Arthur Schopenhauer

Gesundheit ist nicht alles, aber ohne Gesundheit ist alles nichts. Arthur Schopenhauer

Besonders überwiegt die Gesundheit alle äußeren Güter so sehr, daß wahrscheinlich ein gesunder Bettler glücklicher ist als ein kranker König.
Arthur Schopenhauer

Ohne tägliche gehörige Bewegung kann man nicht gesund bleiben: Alle Lebensprozesse erfordern, um gehörig vollzogen zu werden, Bewegung sowohl der Teile, darin sie vorgehen, als des Ganzen.
Arthur Schopenhauer

Denn überhaupt ist die Basis unseres Wesens und folglich auch unseres Glücks unsere animalische Natur. Daher ist, für unsere Wohlfahrt, Gesundheit das Wesentlichste, nächst dieser aber die Mittel zu unserer Erhaltung, also ein sorgenfreies Auskommen.
Arthur Schopenhauer

Nimm selbst die Axt oder die Sense in die Hand; das wird dir guttun und deiner Gesundheit mehr nützen als alle möglichen Marienbäder, verordnete Motionen und schlaffe Spaziergänge. Nikolai Gogol

GESUNDHEIT – ein Zuviel an Gesundheit macht krank. Gustave Flaubert

Es ist doch bedauerlich, daß die Menschen so viele gute Sachen verwerfen, nur weil sie ungesund sind.
Mark Twain

Kurzum, unter Gesundheit ist nicht bloß das äußerliche körperliche Wohlergehen zu verstehen, sondern die harmonische Entwicklung des gesamten Organismus und der richtige Verlauf all seiner Funktionen überhaupt. Nikolai Alexandrowitsch Dobroljubow

Gesundheit ist die erste Pflicht im Leben.
Oscar Wilde

Ich bedauere die Menschen, die unheilbar gesund sind. Marcel Proust

Man muß endlich wieder dahin kommen, daß man nicht mehr an der Krankheit, sondern an der Gesundheit einer Frau zugrunde geht. Karl Kraus

Hundertprozentige Gesundheit ist eine Stoffwechselerkrankung. Curt Goetz

Die medizinische Forschung hat so enorme Fortschritte gemacht, daß es praktisch überhaupt keinen gesunden Menschen mehr gibt. Aldous Huxley

Die Gesundheit des Menschen zu definieren, geht über die Möglichkeiten der wissenschaftlichen Medizin hinaus. Peter Bamm

Glück, das ist einfach eine gute Gesundheit und ein schlechtes Gedächtnis. Ernest Hemingway

Krankheit verschafft Befriedigungen, die es dem Kranken oft verwehren, gesund zu werden.
Nathalie Sarraute

Die Frage ist nicht so sehr, ob ein Mensch gesund oder krank sei, wie, was er mit seiner Gesundheit oder Krankheit macht. Ludwig Hohl

Gesundheit ist doch eine häßliche Krankheit, sagen die Bakterien.
Piet Hein

Vernunft ist so etwas wie ansteckende Gesundheit.
Alberto Moravia

Zuerst verbraucht man seine Gesundheit, um zu Geld zu kommen; dann sein Geld, um die Gesundheit zurückzuholen.
Robert Lembke

Sport ist gesund. Seine Helden fiebern am Start und fallen ins Ziel.
Hans Kasper

Der moderne Mensch kennt offenbar kein höheres Ziel, als gesund zu sterben.
Peter Sellers

Die gesündeste Turnübung ist das rechtzeitige Aufstehen vom Eßtisch.
Giorgio Pasetti

Ein gesunder Geist in einem gesunden Körper ist die Volksausgabe einer verkörperten Vergeistigung.
Werner Schneyder

DIE KRANKHEIT

Krankheit macht die Gesundheit süß, Übel das Gute, Hunger die Sättigung, Anstrengung das Ausruhen.
Heraklit

Krankheit ist für die Trägen ein Fest, denn sie enthebt sie der Arbeit.
Antiphon

Vom Arzt darf nichts, was die Krankheit verschlimmert, ausgehen.
Hippokrates

Für die Behandlung der Krankheiten gilt zweierlei: nützen, keinesfalls schaden.
Hippokrates

Manches muß man heilen, ohne daß der Kranke davon weiß.
Seneca

Die Krankheiten, unter denen wir leiden, sind nicht unheilbar, und uns, die wir zum Rechten geboren, hilft die Natur selbst, wenn wir die Heilung nur wollen.
Seneca

Nicht nur Waffentaten und Feldzüge liefern Beweise eines unverzagten, durch Schrecknisse ungebeugten Mutes, den tapferen Mann erkennt man auch im Krankenhemd.
Seneca

Krankheiten zürnt man nicht, man heilt sie. Ein schlechter Arzt, der die Hoffnung auf Heilung aufgibt.
Seneca

Die Krankheit ist ein Unglück für den Körper, für den Willen aber nicht, wenn er nicht selber es will. Lähmung ist ein Unglück für den Schenkel, für den Willen aber nicht. Das sage ich dir bei allem, was dich trifft; dann wirst du finden, daß es für irgend etwas ein Unglück sein kann, für dich aber nicht.
Epiktet

VON DEN KRANKHEITEN. Der Grund dafür, daß manche Menschen an allerlei Krankheiten leiden, liegt am Phlegma, das sie im Übermaß in sich haben. Wäre nämlich der Mensch im Paradies geblieben, so würde er die Phlegmen, von denen viele Übel herkommen, nicht in seinem Körper haben, sondern sein Fleisch würde ganz gesund sein und frei von Schleim.
Hildegard von Bingen

Gott schickt keine Krankheit in die Welt, als nur durch den Teufel. Alle Trübseligkeit und Krankheit ist vom Teufel, nicht von Gott. Gott erlaubt aber dem Teufel, uns zu schaden, wenn er von uns verachtet wird.
Martin Luther

Du stirbst nicht, weil du krank bist; du stirbst, weil du lebst.
Michel de Montaigne

Meine Krankheit befiel mich freundlicherweise erst, als ohnehin nicht mehr viel von mir zu halten war.
Michel de Montaigne

Wer möchte krank sein, nur um seinen Arzt in Trab zu halten?
Michel de Montaigne

Die Krankheit lehrt uns, das Leben zu verachten.
Michel de Montaigne

Dem Landmann tut dann etwas weh, wenn es ihm weh tut; dem anderen schmerzen die Steine schon in der Seele, ehe er sie in den Nieren spürt.
Michel de Montaigne

Eine langweilige Krankheit, sich die Gesundheit nur durch eine allzu strenge Lebensweise zu erhalten.
François de La Rochefoucauld

Es gibt einen weiteren Grund des Irrtums, die Krankheiten: Sie verderben die Urteilsfähigkeit und die Sinneswahrnehmung: und da die schweren sie merklich trüben, zweifle ich nicht, daß die leichteren im Verhältnis ähnlich wirken.
Blaise Pascal

Die Menschen verbergen ihre Krankheiten wie ihre Laster.
Christina von Schweden

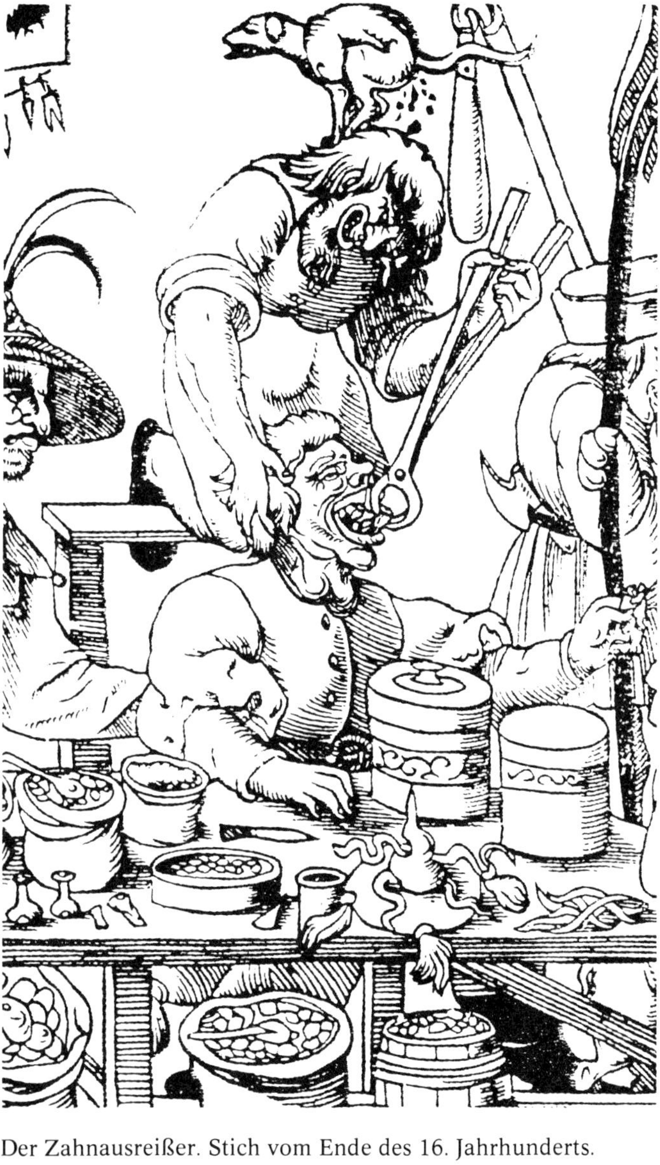

Der Zahnausreißer. Stich vom Ende des 16. Jahrhunderts.

Ich nenne die Frömmigkeit eine Krankheit des Körpers, welche die Seele in einen Wahnsinn versetzt, deren Wesen es ausmacht, völlig unheilbar zu sein.
Montesquieu

Leben ist eine Krankheit, von welcher der Schlaf alle sechzehn Stunden einmal befreit. Er ist nur ein Palliativ [Linderungsmittel], der Tod ist das Heilmittel.
Nicolas Sébastian Roch Chamfort

Und was ist Kränklichkeit (nicht Krankheit) anderes als innere Verzerrung?
Georg Christoph Lichtenberg

Ich habe das Register der Krankheiten angesehen und habe Sorgen und traurige Vorstellungen nicht darunter gefunden, das ist sehr unrecht.
Georg Christoph Lichtenberg

Mein Körper ist derjenige Teil der Welt, den meine Gedanken verändern können. Sogar eingebildete Krankheiten können wirkliche werden. In der übrigen Welt können meine Hypothesen die Ordnung der Dinge nicht stören.
Georg Christoph Lichtenberg

Die Krankheit erst bewähret den Gesunden.
Johann Wolfgang von Goethe

Wenn man nicht ganz fremd in der Physik, dabei ein wenig bewandert in medizinischen Büchern ist, sein Temperament kennt und weiß, zu welchen Krankheiten man Anlage hat und was Wirkung auf uns macht, so kann man auch oft bei wirklichen Krankheiten sein eigener Arzt sein. Adolph von Knigge

Heiter muß man die Gebrechen hinnehmen, die der Himmel schickt oder die Zeit herbeiführt.
Joseph Joubert

Das Wesen der Krankheit ist so dunkel als das Wesen des Lebens. Novalis

Die Krankheit ist Zwist der Organe. Die allgemeine muß fast immer örtlich werden, so wie die örtliche in allgemeine übergeht. Novalis

Im Christentum kommt der Mensch zum Selbstbewußtsein des Geistes durch den Schmerz – Krankheit vergeistigt, selbst die Tiere. Heinrich Heine

Gebrechlichkeit, dein Name ist Mensch!
Heinrich Heine

Immer sind Seele und Geist mitbestimmend für die Krankheiten, die der Körper durchmacht.
Nathaniel Hawthorne

Wo wir krank werden und wovon, da und dadurch müssen wir auch wieder gesund werden.

Friedrich Hebbel

Die kranken Zustände sind übrigens dem Wahren (Dauernd-Ewigen) näher, wie die sogenannten gesunden.

Friedrich Hebbel

Auch eine Krankheit hat ihren Lohn: die reine Freude an Dasein, an Dasein selbst, nicht an einer Einzelheit desselben.

Friedrich Hebbel

Sterben ist nicht traurig ... aber dieses Kranksein ist so ermüdend!

Multatuli

AUSSCHWEIFUNG – Alle Leiden der Junggesellen sind auf ihre Ausschweifungen zurückzuführen.

Gustave Flaubert

Wer wollte nicht lieber krank sein wie Pascal als gesund wie der Pöbel?

Ernest Renan

Kränklichkeit ist kein Hindernis zu guten Taten; die größten Dinge sind schon von Invaliden geleistet worden.

Carl Hilty

Krankheit hat ihren Verlauf, und man muß sie geduldig ertragen, geduldig abwarten und darauf bedacht sein, sich nicht etwa durch Ungeduld Schaden zuzufügen. Leo Tolstoi

Mit der Heilkunde haben die Krankheiten zugenommen, weil die Furcht nachgelassen hat. Peter Hille

Wissen Sie, daß die größten Denker darin übereinstimmen, daß die Hälfte aller Krankheiten unserer modernen Zivilisation zurückzuführen sind auf einen Mangel an Liebe in der Kindheit?
George Bernard Shaw

Wenn man gegen eine Krankheit sehr viel Mittel empfiehlt, bedeutet das nur, daß die Krankheit unheilbar ist. Anton Tschechow

Ich glaube, es gibt gewisse Tore, die einzig die Krankheit öffnen kann ... Vielleicht verschließt uns die Krankheit einige Wahrheiten; ebenso aber verschließt uns die Gesundheit andere oder führt uns doch davon weg, so daß wir uns nicht mehr darum kümmern. André Gide

Krankheiten haben jedoch auch ihre Vorzüge. Sie verleihen uns das seltsame Lebensgefühl, man sei gewarnt worden, daß man, gleichsam an einem Faden zappelnd, über dem Abgrund hänge.
Martin Andersen Nexö

Der gesunde Mensch ist schön und sein Zustandekommen erstrebenswert. Aber es muß ein bißchen irgendwelcher Krankheit in ihn kommen, daß er auch geistig schön werde. Christian Morgenstern

Jede Krankheit hat ihren besonderen Sinn; denn jede Krankheit ist eine Reinigung: man muß nur herausbekommen, wovon und wozu.
Christian Morgenstern

Der beste Arzt ist die Krankheit; dem Wissen und der Güte macht man Versprechungen, dem Leiden gehorcht man. Marcel Proust

Man stirbt nicht an einer bestimmten Krankheit, man stirbt an einem ganzen Leben. Charles Péguy

Krank sind die meisten. Aber nur wenige wissen, daß sie sich etwas darauf einbilden können. Das sind die Psychoanalytiker. Karl Kraus

Eine der am meisten verbreiteten Krankheiten ist die Diagnose. Karl Kraus

Wenn einem nichts fehlt, so heilt man ihn am besten von diesem Zustand, indem man ihm sagt, welche Krankheit er hat. Karl Kraus

Im Geiste also, in der Krankheit beruht die Würde des Menschen, und der Genius der Krankheit ist menschlicher als der der Gesundheit.
Thomas Mann

Die Krankheit selbst kann ein Stimulans des Lebens sein, nur muß man gesund genug für dieses Stimulans sein.
Robert Musil

Der gesunde Organismus wehrt sich gegen eine Krankheit nicht mit Gründen – man widerlegt keine Krankheit –, sondern mit Hemmung, Mißtrauen, Verdrossenheit, Ekel, mit einem finsteren Ernst, als ob in ihm eine große Gefahr herumschliche.
Robert Musil

Leben und Frohsinn dahin zu bringen, wo nichts ist als Siechtum und Hilflosigkeit, mag richtig sein – aber Siechtum und Hilflosigkeit dahin zu bringen, wo Leben und Frohsinn ist, das ist verkehrt.
Sean O'Casey

Wem es gelingt, aus seiner Krankheit eine Arznei zu machen, der hat die Krankheit wahrscheinlich überwunden.
Hans-Hasso von Veltheim-Ostrau

Manche Leute sind nicht gesund, wenn sie nicht krank sind.
Curt Goetz

Ein Arzt weiß, daß er gegen unheilbare Krankheiten nichts ausrichten kann; trotzdem behandelt er weiter. Für den Schriftsteller gilt dasselbe.

Walter Mehring

Krankheit hat im Rahmen der Natur Funktionen, die durchaus nicht nur negativen Charakters sind.

Peter Bamm

Es ist ganz unglaublich, was für Mengen Mitleid ein kranker Mann vertragen kann. Peter Bamm

Die Dummheit ist die sonderbarste aller Krankheiten. Der Kranke leidet niemals unter ihr. Die schmerzhaft leiden, sind die anderen.

Paul Henri Spaak

Es gibt Erkrankungen, die am gefährlichsten werden, wenn der Kranke sich schon auf dem Wege der Genesung befindet. Der Unvorsichtige wird nie gesund.

Miguel Angel Asturias

Krankheit ist für viele Kinder das einzige Mittel zur Isolierung, denn solange sie gesund sind, müssen sie tun, was die Erwachsenen verlangen.

Ernst Glaeser

Krankheit ist der Aufruf der Wahrheit an uns.

Reinhold Schneider

Verschiedene Würden sind wie Krankheiten: entweder erblich oder ansteckend. Stanislaw Jerzy Lec

Ob die Menschen ebenso häufig starben, bevor man diese Unmenge von Krankheiten erfunden hatte?
Stanislaw Jerzy Lec

Manche tragen Narben an anderen Stellen als dort, wo ihnen Wunden geschlagen wurden.
Wieslaw Brudzinski

Eine Gesellschaft, in der das Geschäft mit der Krankheit zu einem der volkswirtschaftlich aufwendigsten und individuell einträglichsten hat werden können, ist selber krank. Kurt Marti

Ist die Welt krank? Schön wäre es — man könnte dann auf Heilung hoffen. Gabriel Laub

Wenn es für eine Krankheit keinen Spezialisten gibt, ist es die Ehe. Martin Walser

Die Krankheit erfreut sich bester Gesundheit.
Winfried Hönes

Wir atmen alle dieselbe Luft. Kein Wunder, daß die Luft krank wird. Winfried Hönes am auswurf der menschheit erweist sich ihre krankheit. Bert Berkensträter

Jede Krankheit hat ihre Geschichte, aber auch jede Geschichte ihre Krankheit. Milovan Vitezović

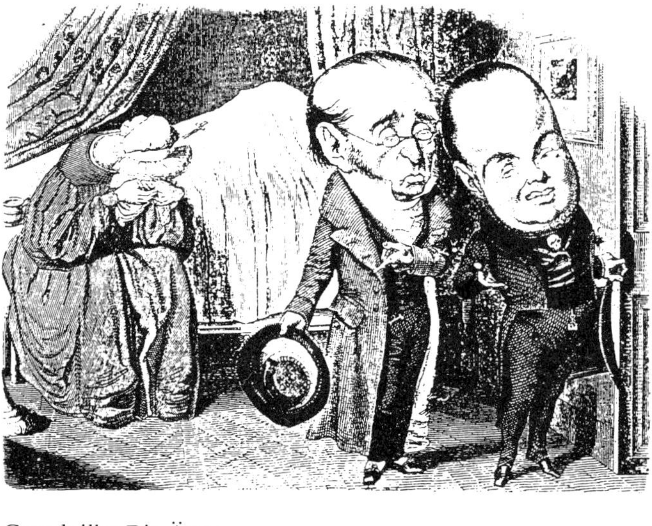

Grandville: Die Ärzte.

EINZELNE KRANKHEITEN

Wer weiß, daß er nicht weiß, / Ist der Höchste, / Wer (vorgeblich) weiß, was er nicht weiß, / Ist geistig krank. / Und wer geistige Krankheit als geistige Krankheit erkennt. / Ist nicht geistig krank. / Der Weise ist nicht geistig krank. / Weil er geistige Krankheit als geistige Krankheit erkennt, / Darum ist er nicht krank.

Laotse

Horaz: Der Weise ist glücklich; es sei denn, er hat Schnupfen.

Michel de Montaigne

Was nützt uns das Wissen, daß dem Schnupfen eine Erkältung vorausgeht? Daß ein Strich durch die Lebenslinie der linken Hand unsere Gesundheit beeinträchtigt?

Michel de Montaigne

Denn noch bis jetzt gab's keinen Philosophen, der mit Geduld das Zahnweh konnt' ertragen.

William Shakespeare

Alle diejenigen, die meinen, zwischen ihnen selbst und den Idioten bestehe nur ein rein zufälliger Unterschied, wobei die Wesenheit bei beiden dieselbe sei, bitte ich zu überlegen, ob sie sich vorstellen können, daß die Unsterblichkeit an irgendeine äußere Körperform geknüpft sei.

John Locke

Die Trunkenheit verwirret, verführet und verblendet dem Menschen sein ohnedem infiziertes Gehirn.
Abraham a Santa Clara

Trunk beseitigt die Schutzwacht des Verstandes und zwingt uns damit, jene Kennzeichen zu verraten, die viele in nüchternem Zustand schlau genug sind zu verbergen.
Henry Fielding

Ich habe Leute gekannt, die haben heimlich getrunken und sind öffentlich besoffen gewesen.
Georg Christoph Lichtenberg

Ich habe die Hypochondrie studiert, mich so recht darauf gelegt.
Georg Christoph Lichtenberg

Meine Hypochondrie ist eigentlich eine Fertigkeit, aus jedem Vorfall des Lebens, er mag Namen haben wie er will, die größt-mögliche Quantität Gift zu eigenem Gebrauch auszusaugen.
Georg Christoph Lichtenberg

„Wie geht's“, sagt ein Blinder zu einem Lahmen. „Wie Sie sehen“, antwortet der Lahme.
Georg Christoph Lichtenberg

Einige Ärzte wollen nun gar glauben, daß das menschliche Geschlecht die venerischen Krankheiten und andere den Satiren zuzuschreiben habe, die man auf die Ärzte gemacht hat.

Georg Christoph Lichtenberg

Pascal wirft die Frage auf: „Ein hinkender Körper ist uns nicht im Wege, warum ein hinkender Geist?“ Der Hinkende erkennt, daß wir gerade gehen, der hinkende Geist behauptet, daß nicht er, sondern andere hinken. Karl Julius Weber

Warum sind die Dicken da? Ich glaube, der Schöpfer segnet sie, um einst den Würmern auch Freude zu machen. Karl Julius Weber

Wüßten Mäßigkeitsvereine ein Gegenmittel gegen Hunger, Unrat und verdorbene Luft, dann dürfte man die Gin-Paläste zur Vergangenheit zählen.

Charles Dickens

GLATZE – Immer vorzeitig. Die Ursache sind jugendliche Ausschweifungen oder die Konzeption großer Gedanken. Gustave Flaubert

NERVÖS – Jede Krankheit, die man nicht versteht; diese Erklärung befriedigt den Zuhörer.

Gustave Flaubert

OHRENSCHMALZ – „Menschenwachs“. Man entferne es nicht; es vereitelt das Eindringen von Insekten in das Gehör. Gustave Flaubert

Das Zahnweh, subjektiv genommen, / ist ohne Zweifel unwillkommen. Wilhelm Busch

Mit Philosophen muß man sprechen, wenn sie Zahnschmerzen haben. Mark Twain

Gicht, subst. fem. Ärztliche Bezeichnung für den Rheumatismus eines reichen Patienten.
Ambrose Bierce

Verdauung, subst. fem. Die Umwandlung von Lebensmitteln in Tugenden. Ist der Vorgang gestört, so werden statt dessen Laster entwickelt – ein Umstand, aus dem der boshafte Schriftsteller Dr. Jeremias Blenn schließt, daß Damen stärker an Verdauungsstörungen leiden. Ambrose Bierce

Der Irrsinn ist bei Einzelnen etwas Seltenes –, aber bei Gruppen, Parteien, Völkern, Zeiten die Regel.
Friedrich Nietzsche

Trunk ist eine Lüge von dem Wohlsein, der Gesundheit. Wie in Unterschlagung der Mittel, wie ein Fälscher der Nahrungsmittel ist der Schnaps anzusehen.
Peter Hille

Wenn es anders eine dialektische Wechselwirkung gibt, so wirkt der Alkoholismus nicht minder verhängnisvoll auf das soziale Elend zurück, als er die verhängnisvolle Frucht dieses Elends ist.

Franz Mehring

Wer Zahnweh hat, hält jeden, dessen Zähne gesund sind, für glücklich. Der an Armut Leidende begeht denselben Irrtum dem Reichen gegenüber.

George Bernard Shaw

Hysterische? Sie sind nicht gesund, wenn sie nicht ein bißchen krank sind. Friedrich von Müller

Nur selten hat ererbte krankhafte Sucht den Mann aus dem Volke zur Flasche greifen lassen, häufiger geschah es aus einem Verlangen, das Leben ein bißchen spannender zu machen.

Martin Andersen Nexö

Männerfreuden — Frauenleiden. Karl Kraus

Narkose: Wunden ohne Schmerzen. Neurasthenie: Schmerzen ohne Wunden. Karl Kraus

Sozialpolitik ist der verzweifelte Entschluß, an einem Krebskranken eine Hühneraugenoperation vorzunehmen. Karl Kraus

Kaltblütigkeit ist nicht mit Arterienverkalkung zu verwechseln. Richard von Schaukal

Schwerhörigkeit ist die notwendige Waffe im Kampf ums Dableiben. Richard von Schaukal

Der beste Schutz gegen die Managerkrankheit ist eine gute Sekretärin. Ernst Ferdinand Sauerbruch

Argumente nützen gegen Vorurteile so wenig wie Schokoladenplätzchen gegen Stuhlverstopfung.
Max Pallenberg

Die Menschen (die Irren, W. H.) sind eine wunderbare Gesellschaft; man kann eigentlich nur gut zu ihnen sein und sich seines Hochmuts schämen.
Alfred Döblin

Alle Geisteskrankheit ist im allereigentlichsten Sinne Rache der Materie. Rudolf Alexander Schröder

Wir hängen an unseren Neurosen, sonst hätten wir gar nichts mehr. Gottfried Benn

Man hat wahrhaftig einen großen Fortschritt zur höchsten Weisheit hin erzielt, wenn man sich mit der Schlaflosigkeit abfindet, ohne darunter zu leiden.

Nichts dürfte so viel, so nahe Ähnlichkeit mit dem Ewigen Leben haben. Marcel Jouhandeau

Alkoholausschreitungen sind häßlich. Aber solange der Saufteufel noch eine Großmacht ist, wird nur eine geschwollene Moral einen Stein auf ein paar arme Kerle werfen, die sich in ihrer Weise einen vergnügten Tag gemacht haben. Carl von Ossietzky

Die Grippe ist keine Krankheit – sie ist ein Zustand!
Kurt Tucholsky

Dick sein ist keine physiologische Eigenschaft – das ist eine Weltanschauung. Kurt Tucholsky

Die gefährlichsten Herzkrankheiten sind immer noch Neid, Haß, Geiz. Pearl S. Buck

Es ist unmöglich, Staub aufzuwirbeln, ohne daß einige Leute husten. Erwin Piscator

Die Neurose beginnt epidemischen Charakter anzunehmen in einer Form, die gut zu der Massenhysterie unseres Zeitalters paßt. Peter Bamm

Keine Neurose ohne Dornen. Hans Kudszus

Die Managerkrankheit ist eine Epidemie, die durch den Uhrzeiger hervorgerufen und durch den Terminkalender übertragen wird. John Steinbeck

Wer nie in die Möglichkeit des Wahnsinns geschaut hat, ist kein großer Geist. Ludwig Hohl

Ich habe Jahre gebraucht, herauszufinden, warum ich die Blinden so hoch schätzte. Weil ich das Sehen so hoch schätzte: Blindheit steigert das Sehen.
Ludwig Hohl

Die Fetten leben kürzer. Aber sie essen länger.
Stanislaw Jerzy Lec

Es ist schwierig, in Enthusiasmus zu leben, wenn man Zahnschmerzen hat. Eugène Ionesco

Das erste Anzeichen einer schlechtgehenden Ehe sind zeitlich getrennte Erkältungen.
Robert Lembke

Es gibt Abendkleider, bei deren Anblick man richtig neugierig ist, ob die Trägerin zuerst einen Mann oder eine Erkältung einfängt. Robert Lembke

Legt ihm keine Sträuße aufs Grab, er litt so unter Heuschnupfen. Hans Peter Keller

Ein gutes Mittel gegen die Managerkrankheit: Stecke mehr Zeit in deine Arbeit als Arbeit in die Zeit.
Friedrich Dürrenmatt

Die Kindheit ist jene herrliche Zeit, in der man dem Bruder zum Geburtstag die Masern geschenkt hat.
Peter Ustinov

Die Menschen nehmen es hin, wenn man ihnen auf die Hühneraugen tritt. Aber sie nehmen es nicht hin, wenn man ihnen sagt, sie hätten Hühneraugen.
Norman Mailer

Die Menschen sehen in der Geisteskrankheit etwas, was ihre Vorstellungskraft übersteigt, was mit Begriffen wie Es und Komplex zusammenhängt oder gar mit noch längeren Begriffen. Sie hören auf Hintertreppenanalytiker und können damit nichts anfangen.
James Kennaway

Warum geht man, wenn man erkältet ist, lieber ins Konzert oder ins Theater statt zum Arzt?
Hermann Prey

Blutvergiftung: Das Gift kommt aus dem eigenen Blut.
Winfried Hönes

Wer normal bleiben will, muß in der Schizophrenie anderer Leute denken.
Winfried Hönes

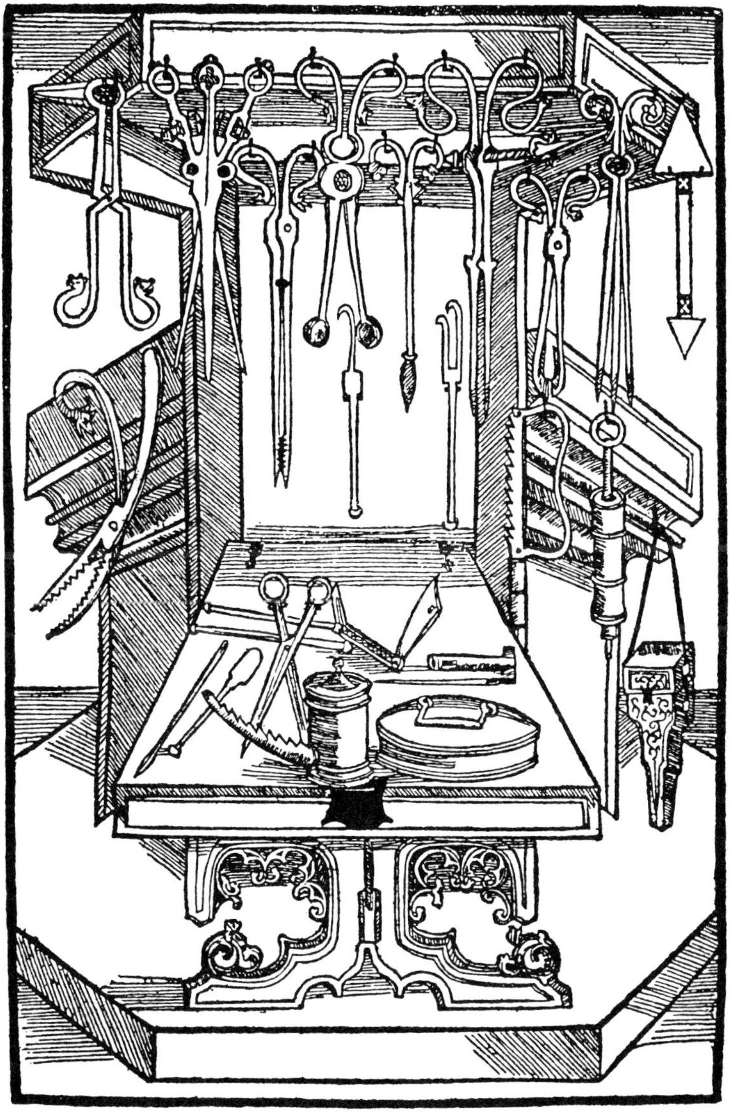

Chirurgische Instrumente. Holzschnitt von 1497.

Ich wundere mich, daß Politiker nicht vermehrt unter Sehstörungen leiden, obwohl sie doch dauernd nach dem nächsten Wahltermin schielen.

Henri Tisot

Daß Adam in den Apfel biß, bereitet heute noch manchem männlichen Nachkommen Zahnschmerzen.

Markus M. Ronner

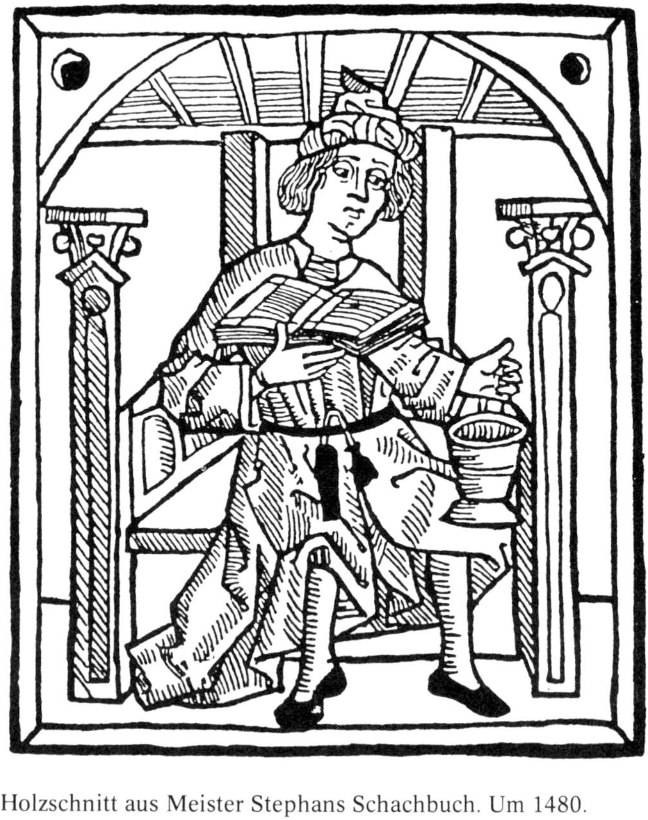

Holzschnitt aus Meister Stephans Schachbuch. Um 1480.

DAS LEID

Drückt dich ein Leid, so breite es nicht vor vielen aus. Schweigend soll man sein Leid ertragen.
Sophokles

Überstandenes Leid vernimmt man gern.
Euripides

Ist deine Seele erstarrt durch unbezwingbares Leid, so suche es zu bannen durch vernünftige Überlegung.
Demokrit

Viele, die zu Reichtum gelangt sind, gewannen kein Mittel gegen ihre Leiden, sondern nur den Wechsel zu noch größeren Qualen.
Epikur

Achte den Leidenden heilig.
Seneca

Jesus sprach: Selig ist der Mensch, der gelitten hat: Er hat das Leben gefunden.
Thomas-Evangelium

Wer sich fürchtet vor dem Leid, der leidet schon.
Michel de Montaigne

Leid steckt an.
William Shakespeare

Man lindert oft sein Leid, indem man es erzählt.
Pierre Corneille

Es gibt ein Übermaß an Lust und Leid, das über unsere Empfindung geht.
François de La Rochefoucauld

Im Alter der Liebe wie im Alter des Lebens lebt man noch für Leiden, aber nicht mehr für Freuden.
François de La Rochefoucauld

Lieber leiden als sterben, das ist der Menschen Wahlspruch.
Jean de La Fontaine

Viele Leiden bestehen nur in der Einbildung.
Christina von Schweden

Gibt es etwas Reales, so ist dies allein in der Kraft des Handelns und Leidens zu suchen, die gleichsam als Materie und Form das Wesen der körperlichen Substanz ausmacht.
Gottfried Wilhelm Leibniz

Ich habe so viel in diesem Leben gelitten, um nicht auf ein anderes zu hoffen.
Jean-Jacques Rousseau

Ist es wahr, daß unsre Freuden kurz sind, so sind unsre Leiden meist nicht lang.

Luc de Clapiers de Vauvenargues

Notwendigkeit lindert mehr Leiden als die Vernunft.

Luc de Clapiers de Vauvenargues

Das Auge des Leidenden ist für die Wahrheit immer am meisten offen.

Johann Heinrich Pestalozzi

Es ist ein großer Gedanke, durch Leiden sich zu veredeln, aber ein ebenso trauriger, durch Leiden zu verwildern.

Johann Heinrich Pestalozzi

Die Leiden sind wie Gewitterwolken: In der Ferne sehen sie schwarz aus, über uns grau.

Jean Paul

Wer auf sein Leid tritt, tritt höher.

Friedrich Hölderlin

Leiden und Schmerzen sind die Freunde der Seele, die ihren Kerker stürmen. Christlich, aber dumm.

Friedrich Hebbel

Wo Leid ist, da ist geweihte Erde. Eines Tages wird die Menschheit begreifen, was das heißt. Vorher weiß sie nichts vom Leben.

Oscar Wilde

Nur wer des tiefsten Leidens fähig ist, versteht das olympische Lachen. Friedrich Nietzsche

Der Mensch ist so gemacht, daß er weniger leidet, wenn er ein größeres Leid sieht als das seine.
Léon Bloy

Gleichgültigkeit im Leiden erschöpft es nicht; man muß ausgelitten haben, um aufzuerstehen.
Richard von Schaukal

Ohne die Schmerzen und die Leiden, die in dieser Welt regieren, wäre der Mensch auf das Niveau des Tieres herabgesunken, hätte seine animalische Natur die Oberhand gewonnen. Nikolai Berdjajew

Der Mensch wird unter Leiden geboren, und er stirbt unter Leiden; das Leiden begleitet die zwei wichtigsten Ereignisse des menschlichen Lebens.
Nikolai Berdjajew

Es gibt keine Helden der Tat, sondern nur Helden des Verzichtens und des Leidens. Ihrer sind viele. Aber wenige von ihnen sind bekannt, und auch diese nicht der Menge, sondern nur den Wenigen.
Albert Schweitzer

Menschwerden heißt, durch Leiden vollendet werden. Peter Wust

Leid ohne Sinn ist gesteigertes Leid.
Ludwig Marcuse

Das Leiden ist der Stoff, aus dem die Bücher gemacht werden ...
Julien Green

Jeder Mensch gleicht seinem Leid.
André Malraux

Man kann das Leiden nicht wegbringen (im Ganzen), aber man darf nicht am Leiden leiden.
Ludwig Hohl

Man hat bei Eintreten eines Leidens nur die Wahl zwischen einem Verlieren und einem Gewinnen; es ist ganz unmöglich, daß die Besitzlage die frühere bleibt.
Ludwig Hohl

Wer getröstet werden kann, wer getröstet werden will, ist noch bei weitem nicht auf der letzten Stufe des inneren Leides.
Ludwig Hohl

Um nicht zu leiden, braucht man sich nur davon überzeugen, daß alles Leiden ist.
Cesare Pavese

Leiden: Überlegenheit des Menschen über Gott. Es bedurfte der Menschwerdung, damit diese Überlegenheit kein Ärgernis wäre.
Simone Weil

Niemand lebt, leidet und stirbt für sich allein. Das Leben des Menschen – und somit auch sein Leid und sein Tod – haben kosmische Bedeutung.

Ladislaus Boros

Das Leiden verleiht keine Rechte.

Albert Camus

Jede Größe beginnt mit dem Leiden.

Vintila Horia

Sie frönt einem einzigen Laster – sie leidet unendlich.

Winfried Hönes

DER SCHMERZ

Das Höchstmaß der Freude ist erreicht, wenn alle Schmerzen beseitigt sind. Denn wo die Freude eingezogen ist, da gibt es, solange sie herrscht, weder Schmerzen noch Qualen oder gar beides.

Epikur

Niemand kann starke Schmerzen über längere Zeit aushalten. Die freundliche Natur läßt unsere Schmerzen entweder erträglich oder kurz sein ...

Seneca

Bei jedem Schmerz halte dir gegenwärtig, daß die Sache für dich nicht schmachvoll ist und den Geist, der in dir herrscht, nicht schlechter macht. Denn dieser kann durch ihn nicht zerstört werden, weder insofern er vernunftbegabt noch insofern er von dem Gefühl der Gemeinschaft erfüllt ist.

Marc Aurel

Da die äußeren Schmerzen willentlich von manchen übernommen werden, um die inneren zu vermeiden, so ist das ein Zeichen, daß der innere Schmerz größer ist als der äußere. Thomas von Aquino

Die größere Gewalt, der man nicht widerstehen kann, ist die Ursache des Schmerzes, indem sie die Verbindung mit dem zerstörenden Übel bewirkt.

Thomas von Aquino

Da nun einmal tiefgehender Schmerz die Spannung des Gemüts zu sich hinzieht, so vermindert er nicht bloß, sondern raubt des öfteren allen Willen und alle Möglichkeit zum Lernen. Thomas von Aquino

Nimm dich des fremden Schmerzes ernstlich an, und du verspürst ihn selbst. Michel de Montaigne

Wir scheuen die Schmerzen! Nicht den Tod.
Michel de Montaigne

Der Schmerz ist als Antrieb zum Handeln für uns ebenso wirksam und wertvoll wie die Freude, denn wir betätigen unsere Kräfte ebenso gern zur Vermeidung des ersteren wie zur Erreichung der letzteren.
John Locke

Die Erinnerung überstandener Schmerzen ist Vergnügen. Johann Wolfgang von Goethe

Schmerz ist eines der mächtigsten Mittel zur Entwicklung des menschlichen Geistes.
Germaine de Staël

Schmerz: ein Nichts im Nichts um Nichts!
Friedrich Hebbel

Im größten Schmerz ist es noch Wonne, seiner fähig zu sein! Friedrich Hebbel

Daß die Schmerzen miteinander abwechseln, macht das Leben erträglich. Friedrich Hebbel

Es gibt Menschen, denen man keinen Schmerz mitteilen kann, ohne daß sie gleich einen ähnlichen mitzuteilen hätten. Friedrich Hebbel

Die Freude verallgemeinert, der Schmerz individualisiert den Menschen. Friedrich Hebbel

Das Üble am Schmerz ist, daß er allzu deutlich das Leben spüren läßt. Er liefert uns selbst so etwas wie den Beweis, daß ein Fluch auf uns lastet. Er demütigt, und das ist traurig für Leute, die sich nur durch Hochmut aufrecht halten. Gustave Flaubert

Das ist meine allerschlimmste Erfahrung: Der Schmerz macht die meisten Menschen nicht groß, sondern klein. Christian Morgenstern

Der Schmerz ist das, was wir als das uns Eigenste und als das Fremdeste empfinden. Paul Valéry

Wie kann ich denn mit der Sprache noch zwischen die Schmerzäußerung und den Schmerz treten wollen? Ludwig Wittgenstein

Daß die Zeit alle Wunden heile, stimmt nicht. Wunden vernarben zwar, aber plötzlich beginnen sie wieder zu schmerzen. Sie sterben erst mit dem Menschen. Ilja Ehrenburg

Der Schmerz versenkt seine Heilkraft dort, wo wir sie nicht vermuten. Martin Heidegger

Der körperliche Schmerz ist übrigens wahrscheinlich, zum Teil wenigstens, auch nur eine Idee. (Die Tiere könnten darüber belehren.) Ludwig Hohl

Viele, wohl die meisten Menschen betrachten den körperlichen Schmerz als einen Fremdkörper, ein Absolutes; wissen nicht, daß er überhaupt nur durch Verhältnis mit einem selbst besteht, daß man regulieren kann, mitzureden hat. Ludwig Hohl

Wer es nicht versteht, so zu leben, daß er den Nächsten liebt und den Schmerz der anderen mit umfaßt, erhält seine Strafe darin, daß er den eigenen mit unerträglicher Heftigkeit empfindet. Cesare Pavese

DIE MEDIZIN UND IHRE DISZIPLINEN

Die Heilkunst umfaßt dreierlei: die Erkrankung, den Kranken, den Arzt. Der Arzt ist der Diener der Heilkunst. Der Kranke muß zusammen mit dem Arzt sich gegen die Krankheit wehren. Hippokrates

In der Heilkunst findet sich alles, was zur Weisheit gehört: Selbstlosigkeit, Rücksicht, Scham, Zurückhaltung, Ansehen, Urteil, Ruhe, Unbeirrtheit, Lauterkeit, Fähigkeit in Sentenzen zu sprechen, Kenntnis dessen, was im Leben nützlich und notwendig ist, Verweisung des Schmutzigen, Freiheit von Aberglauben, göttliche Vollkommenheit. Hippokrates

Man muß es auf dem ganzen Gebiet der Heilkunst für das Höchste halten, den Kranken gesund zu machen. Wäre es möglich, ihn auf viele Arten gesund zu machen, so soll man die wählen, die am wenigsten beschwerlich ist. Hippokrates

Der Chirurg soll ein Mann in den besten Jahren sein oder doch von diesem Alter nicht weit entfernt. Eine gelenke, feste Hand, die nie zittert; mit der Linken so gewandt wie mit der Rechten. Die Augen scharf und hell; im Gemüt unerschütterlich.

Aulus Cornelius Gelsus

Ja, wahrlich, die Sittenverderbnis, deren bedeutendste Quelle die Heilkunst ist, macht täglich den Ausspruch des Cato: „Man möge sich begnügen, die Kenntnisse der Griechen anzusehen, solle sich dieselben aber nicht zu eigen machen“ zum Orakel. Diese Worte hätte man im sechshundertsten Jahre der Stadt vor dem Senat aussprechen sollen, erstens wider eine Kunst, in welcher sich die schlechtesten

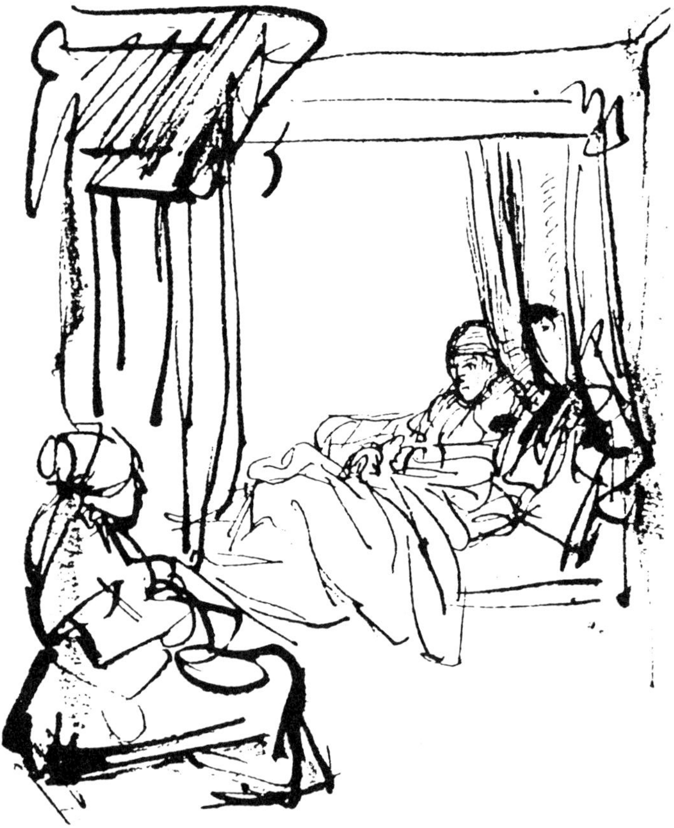

Rembrandt van Rijn (1606—1669): Magd am Bett eines Kranken.

Menschen auf Kosten redlicher durch die hinterlistigsten Mittel Ansehn verschaffen, und zweitens wider die sinnloser Behauptungen mancher, daß nur das, was teuer sei, Nutzen habe.

Plinius der Ältere

Ich schmähe die medizinische Wissenschaft so wenig wie die Mathematik; ich fürchte nur, daß diese Burschen ihr Einmaleins nicht beherrschen!

Michel de Montaigne

Die Leute von Lahontan vermieden allen Umgang mit der benachbarten Welt, um nicht die Reinheit ihrer Verfassung zu beflecken. Bis einer seinen Sohn Jurisprudenz und ein anderer Medizin studieren ließ. Da überfiel sie das Verderben; denn beide trieben Handel mit Frieden und Leben.

Michel de Montaigne

Weiß man denn, was einen gesund gemacht hat? Die Heilkunst, das Schicksal, der Zufall oder Omas Gebet?

Michel de Montaigne

Wieviel verdankt die Medizin doch den Empirikern! Während sie sich in Systeme verrennt, verfügen jene seit alters über wohlerprobte Mittel, deren Heilkraft den gelahrten Leerlauf, dessen sich die Fakultät befleißigt, nur beschämen kann.

Louis Sébastien Mercier

Die Anatomie war mir auch deshalb doppelt wert, weil sie mich den widerwärtigsten Anblick ertragen lehrte, indem sie meine Wißbegierde befriedigte.

Johann Wolfgang von Goethe

Die Gegenstände ihrer (der Medizin) Bemühungen sind die sinnlichsten und zugleich die höchsten, die einfachsten und die kompliziertesten. Die Medizin beschäftigt den ganzen Menschen, weil sie sich mit dem ganzen Menschen beschäftigt.

Johann Wolfgang von Goethe

Wahrheit ist eine widerliche Arznei.

August v. Kotzebue

Man hat Kunstnasen wie Kunstaugen, Kunstzähne und Kunsthaare, Kunstbusen und Kunsthintern. Sie ersparen Schnupftabak und Taschentuch und anderen einen Anblick, den ich unter die ekelhaftesten zähle. Tagliacozzo schnitt seine Kunstnasen aus dem Fleisch, das nur selten die Sonne sieht, die daher im Gesicht gestanden haben müssen wie die restaurierten Nasen der Antiken, aber genug, sie standen.

Karl Julius Weber

Die Anatomen schon lehren uns, daß das kleine menschliche Herz zwei verschiedene Kammern hat, und wir sehn ja an den größten Ländern, was durch die Verschiedenheit der Kammern für Konfusionen entstehen, ferners zeigen uns die Anatomen, daß das Herz Ohren hat, und zwar verhältnismäßig sehr große Ohren, dadurch allein schon ist jede Eselei, wo das Herz im Spiel ist, zur Vergebung qualifiziert.

Johann Nepomuk Nestroy

Geister heilen sich am Ende auch homöopathisch; was einen krank macht, muß ihn wieder gesund machen und die Krankheit ist nur ein Übergang zur Gesundheit. Friedrich Hebbel

Ich halte es für sehr möglich, daß die Medizin dereinst alle Krankheiten heilen, und daß der Mensch nur noch am Leben, an dem allmähligen Verschwinden aller Kräfte, sterben wird.

Friedrich Hebbel

MEDIZIN – Lächerlich machen, wenn man sich wohlfühlt. Gustave Flaubert

Man kann die Erkenntnisse der Medizin auf eine knappe Formel bringen: Wasser, mäßig genossen, ist unschädlich. Mark Twain

Homöopathie, subst. fem. Eine medizinische Schule auf halbem Weg zwischen der Allopathie und der Christlichen Wissenschaft. Der letzteren sind die beiden anderen deutlich unterlegen, denn im Gegensatz zu ihnen kann die Christliche Wissenschaft auch eingebildete Krankheiten heilen. Ambrose Bierce

Ich höre einen Vogel fortwährend „Chi-rur-gie" flöten.
Christian Morgenstern

Wie unperspektivisch die Medizin die Symptome einer Krankheit beschreibt! Sie passen immer auch zu den eingebildeten Leiden.
Karl Kraus

Die Medizin: Geld her und Leben!
Karl Kraus

Die Liebe der Geschlechter ist in der Theologie eine Sünde, in der Jurisprudenz ein unerlaubtes Verständnis, in der Medizin ein mechanischer Insult, und die Philosophie gibt sich mit so etwas überhaupt nicht ab.
Karl Kraus

Die medizinische Forschung hat so enorme Fortschritte gemacht, daß es praktisch überhaupt keinen gesunden Menschen mehr gibt.
Aldous Huxley

Wo die Künste des Friseurs zu Ende sind, übergeben die Frauen unserer Zeit ihre Gesichter der kosmetischen Chirurgie. Die kosmetische Chirurgie repariert Schäden, die das Leben in die Gesichter gezeichnet hat.
Peter Bamm

Wenn man sieht, was die Medizin heute fertigbringt, fragt man sich unwillkürlich: Wie viele Etagen hat der Tod?
Jean-Paul Sartre

Der Fortschritt der Medizin wird uns das Ende jener liberalen Zeit bescheren, da der Mensch noch sterben konnte, wann er wollte. Stanislaw Jerzy Lec

Die Schwäche der Analyse ist ihre Verwandtschaft mit der Anatomie. Hans Kasper

Veterinärmedizin ist das einzige Gebiet in der Medizin, das dem Arzt erlaubt, seine Patienten zu verspeisen. Ephraim Kishon

Heute würde Lazarus nicht mehr auferstehen – dazu hat die Medizin zu viele Fortschritte gemacht.
Mario Marenco

Die Fortschritte der Medizin sind ungeheuer. Man ist sich seines Todes nicht mehr sicher.
Hanns Hermann Kersten

Wir glauben an ein ewiges Leben – und an die Allmacht der Medizin. Winfried Hönes

Striptease ist so etwas wie Anatomieunterricht ohne Professor. Edi Welz

Bald wird die Anatomie ein riesiges Ersatzteillager sein. Jean Rostand

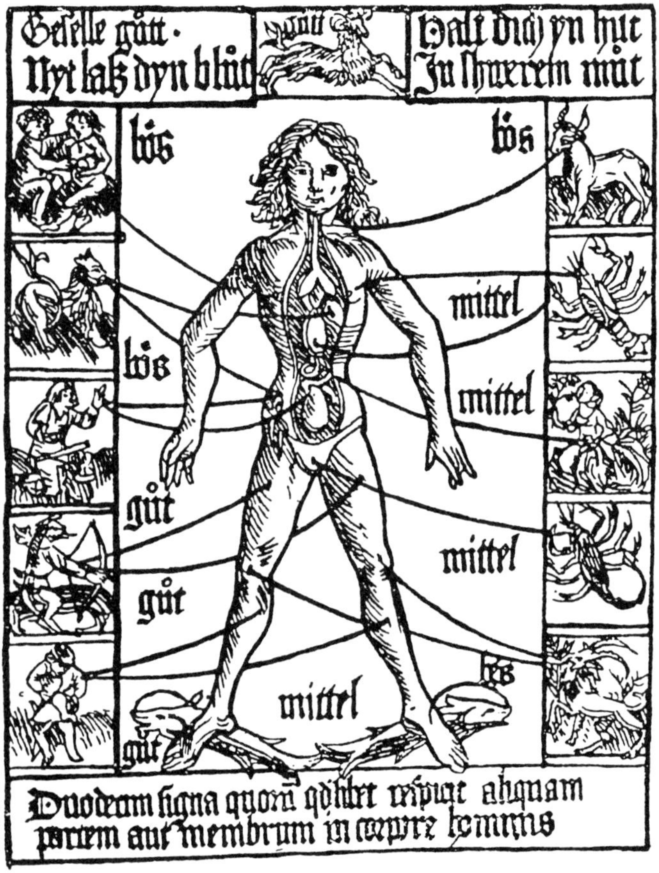

Aderlaßtafel. Um 1480.

ÄRZTE UND SPEZIALISTEN

Denn ein Arzt ist höher, denn viele andre zu achten.
Homer

Der wahre Arzt beugt sich ehrfurchtsvoll vor der Gottheit.
Hippokrates

Nicht wir, die Naturkräfte sind die Ärzte.
Hippokrates

Der Arzt muß dafür sorgen, daß das Heilbare nicht unheilbar werde; er muß wissen, wie man die Entwicklung zur Unheilbarkeit verhindern kann. Im Unheilbaren aber muß er sich auskennen, damit er nicht nutzlos quäle.
Hippokrates

Von Natur aus ist Arzt, wer andre erheitern kann.
Demokrit

Denn nicht den Menschen als solchen macht der Arzt gesund, außer insofern als seine Patienten unter diesen Begriff fallen, sondern den Kallias oder den Sokrates oder wie sie sonst heißen mögen, denen ihrem Wesen nach die Bezeichnung Mensch zukommt. Wenn nun jemand zwar die Theorie kennt, aber keine Erfahrung besitzt und die Umstände des einzelnen Falles nicht kennt, so wird er bei der Behandlung oft fehlgreifen; denn zur Behandlung steht der einzelne Fall.
Aristoteles

Jedem Arzt geht es schlecht, wenn es niemandem schlecht geht. Philemon der Jüngere

Wer sündigt gegen den, der ihn gemacht hat, der fällt in die Hände des Arztes. Sir.38,15

Von Gott hat der Arzt seine Weisheit. Sir.38,2

Halte den Arzt wert, weil du ihn nötig hast, denn auch ihn hat Gott geschaffen. Sir.38,1

Dem Ruf eines Kaisers sind eine Menge Hinrichtungen nicht weniger abträglich als einem Arzt eine Vielzahl von Beerdigungen. Seneca

Die Ärzte lernen durch unsere Gefahren, experimentieren mit dem Tod, und sie sind es, welche beim Menschenmord am ungestraftesten wegkommen.
Plinius der Ältere

Sie haben sich untereinander verschworen, alle Ausländer durch Arzneien umzubringen, und lassen sich für solche Dienste noch obendrein bezahlen, damit man ihnen Zutrauen schenke und sie ihr Unwesen leichter treiben können. Plinius der Ältere

Arzt, hilf dir selber! Luk.4,23

Jesus sprach: Kein Prophet ist angesehen in seinem Dorf. Kein Arzt heilt die, die ihn kennen.
Thomas-Evangelium

Wenn du die Hilfe des Arztes erwartest, mußt du die Wunde aufdecken.
Boethius

Ein Arzt, der umsonst heilt, heilt umsonst.
Talmud

Ärzte sind unseres Herrgotts Menschenflicker.
Martin Luther

Also sollen wir wissen, daß zwei Arten der Ärzte sind: die aus der Liebe handeln und aus dem Eigennutz.
Paracelsus

Dieweil nun die Krankheit aus der Natur, nicht vom Arzt, und die Arznei aus der Natur, auch nicht vom Arzt, kommt, so muß der Arzt der sein, der aus beiden lernen muß.
Paracelsus

Wär ich ein Arzt, ich verschriebe dem Menschen Liebe, um ihn bis in seine späten Jahre hinein munter und in Kraft zu halten.
Michel de Montaigne

Es ist sehr weise, daß Ärzte sich in das mysteriöse Latein hüllen. Michel de Montaigne

Die Ärzte sind in Wahrheit gesetzlos; sie können als einzige ungestraft töten. Michel de Montaigne

Die Tüchtigkeit der Ärzte wird von der Sonne bestrahlt, ihre Fehler werden von der Erde bedeckt.
Michel de Montaigne

Findet euer Arzt nicht gut, daß ihr viel schlaft oder Wein trinkt oder diese und jene Speise eßt — seid unbesorgt! Ich will euch leicht einen finden, der anderer Meinung ist. Michel de Montaigne

Auch die Heilkünste der Natur und des Zufalls stehen auf der Arztrechnung. Michel de Montaigne

Ich weiß, daß meine Abneigung gegen Ärzte krankhaft ist! Wenn sie mich aber am Leben erhält?
Michel de Montaigne

Traut keinem Arzt, sein Gegengift ist Gift.
William Shakespeare

Der Chirurg widmet sich dem göttlichsten aller Geschäfte; ohne Wunder heilen und ohne Worte Wunder tun. Johann Wolfgang von Goethe

Nur die Ärzte können uns umbringen und bringen uns um, ohne Furcht und ruhigen Fußes, ohne ein anderes Schwert zu zücken als das des Rezeptes.

Miguel de Cervantes

Ich habe die Arzneien genommen, wo sie zu finden waren, ich habe einfach auf gut Glück ordiniert. Wenn die Patienten mir danken kämen, weil sie gesund geworden sind, wäre das sehr freundlich von den Krankheiten.

Molière

Heiterkeit, körperliche Bewegung und Mäßigkeit sind die besten Ärzte.

Melchior Grimm

Durch die Ärzte kommen viel mehr Menschen um, als mit ihrer Hilfe gesund werden.

Giacomo Casanova

Die Pfarrer bauen den Acker Gottes, / Die Ärzte den Gottesacker.

Georg Christoph Lichtenberg

Das Doktorwerden ist eine Konfirmation des Geistes.

Georg Christoph Lichtenberg

Wer sich in ein Wissen einlassen soll, muß betrogen werden oder sich selbst betrügen, wenn äußere Nötigungen ihn nicht unwiderstehlich bestimmen. Wer würde ein Arzt werden, wenn er alle Unbilden auf einmal vor sich sähe, die seiner warten?

Johann Wolfgang von Goethe

... zu den Ärzten ist nichts zu bringen. Man weiß niemals, ob sie etwas geheimhalten oder ob sie selbst nicht wissen, woran sie sind.

Johann Wolfgang von Goethe

Man ist sehr übel dran, daß man den Ärzten nicht recht vertraut und doch ohne sie sich gar nicht zu helfen weiß. Johann Wolfgang von Goethe

Selbst der Arzt muß produktiv sein, wenn er wahrhaft heilen will; ist er es nicht, so wird ihm nur hin und wieder wie durch Zufall etwas gelingen, im ganzen aber wird er nur Pfuscherei machen.

Johann Wolfgang von Goethe

Die Philosophen sind eher Anatomen als Ärzte; sie zerlegen und heilen nicht. Antoine de Rivarol

Wollt ihr eine Frau gesund machen, ladet sie nur ein oder schickt ihr angenehme Einladungen. Schlägt sie diese aus, so ruft den Arzt. Jean Paul

Die Ärzte haben mehr Menschenleben auf dem Gewissen als die Generäle. Napoleon

Es sterben viel weniger Menschen an der Schwindsucht ... als an der Systemsucht der Ärzte. Das ist gewiß die traurigste aller Todesarten, wenn man an einer Krankheit stirbt, die ein anderer hat.
Ludwig Börne

Es ist nicht die Sache der Lebendigen, sich über die Ärzte zu beklagen. Honoré de Balzac

Der Arzt erhält den Lohn für seine Mühe, / aber den Lohn für deine Herzensgüte bleibt man ihm schuldig.
J. van Lennep

Alle Ärzte, die ich gesehen habe, nennen sich selbstgläubig, sind aber Materialisten, sie glauben nur an die Existenz der Materie, und zwar nicht an die Materie als Erscheinung, sondern als eine Substanz und denken nicht über die Ursache nach. Ihr Begriff von Geist ist der eines chemischen Agens.
Ralph Waldo Emerson

Der Arzt ist der Beichtvater von heute.
Jules Barbey d'Aurevilly

Ein Arzt darf auch dem Feind sich nicht entziehen.
Karl Gutzkow

Die geistlichen, wie die leiblichen Ärzte, sind freilich Pfleger der Gesundheit, aber sie leben leider nur von der Krankheit. Friedrich Hebbel

Was die Lektüre angeht, so habe ich mich letzthin dem Studium der Diphtherie ergeben. Es gibt keinen weitschweifigeren und hohleren Stil als den der Ärzte! Was für Schwätzer! Und die verachten die Rechtsanwälte! Gustave Flaubert

Ärzte werden gehaßt aus Überzeugung und aus Ökonomie. Maria von Ebner-Eschenbach

Und es zeigte sich wieder, das Hoffnung und Freude die besten Ärzte sind. Wilhelm Raabe

Dentist, subst. masc. Ein Zauberkünstler, der einem Gold in den Mund steckt und Geld aus der Tasche zieht. Ambrose Bierce

Homöopath, subst. masc. Der Humorist des Ärztestandes. Ambrose Bierce

Gefahr im Arzte. – Man muß für seinen Arzt geboren sein, sonst geht man an seinem Arzt zugrunde.
Friedrich Nietzsche

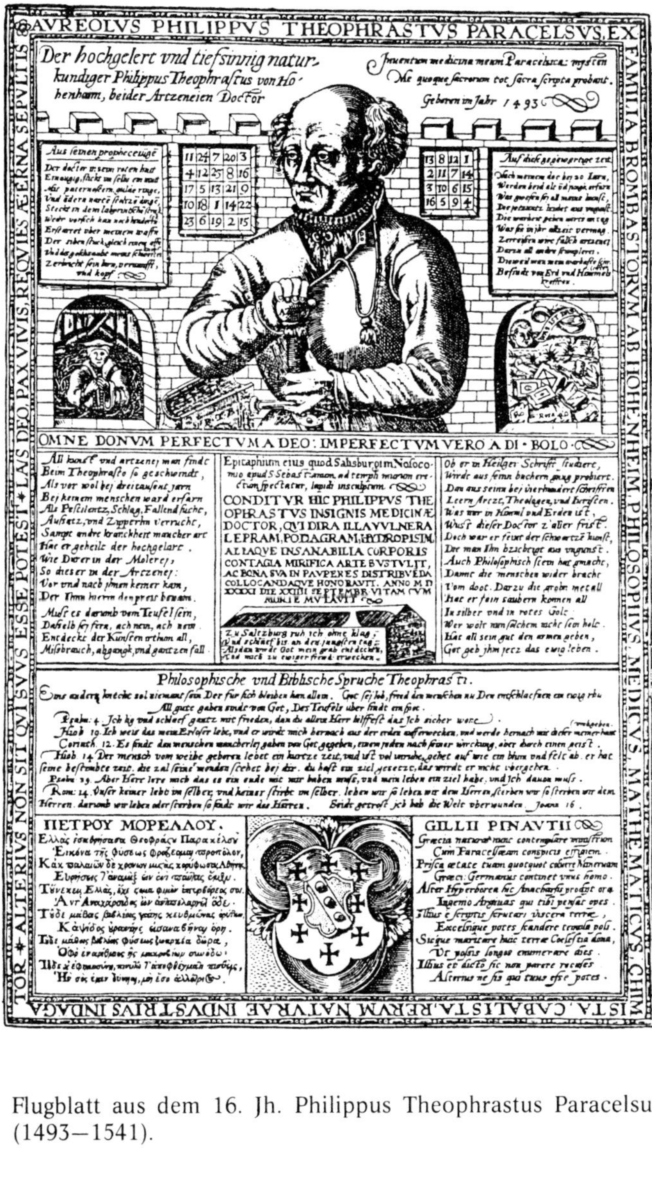

Flugblatt aus dem 16. Jh. Philippus Theophrastus Paracelsus (1493–1541).

Häufiger schon geschieht es, daß, wie angedeutet, der wissenschaftliche Kopf auf einen Affenleib, ein feiner Ausnahme-Verstand auf eine gemeine Seele gesetzt ist – unter Ärzten und Moral-Physiologen namentlich kein seltenes Vorkommnis.

Friedrich Nietzsche

Aber es gehört mehr Mut dazu, ein Ende zu machen, als einen neuen Vers: Das wissen alle Ärzte und Dichter.

Friedrich Nietzsche

Der Erfolg des Arztes hängt zum großen Teil davon ab, daß er die Konstitution des Patienten genau kennt und die damit zusammenhängenden Eigentümlichkeiten.

Edward Bellamy

Nichts Tragischeres auf der Welt, als ein kranker Arzt.

George Bernard Shaw

Die meisten Menschen kommen mit ärztlicher Unterstützung auf die Welt und verlassen sie auf dieselbe Weise.

George Bernard Shaw

Was die Ehre und das Gewissen der Ärzte betrifft, so haben sie davon so viel wie jede andere Menschenklasse, nicht mehr und nicht weniger. Und welche andere Menschenklasse wagt zu behaupten, sie sei unparteiisch, wo ein starkes Geldinteresse auf dem Spiel steht?

George Bernard Shaw

Der Arzt und der Journalist haben etwas Gemeinsames: der eine wie der andere diagnostizieren und charakterisieren Krankheiten. Maxim Gorki

Der beste Arzt ist die Krankheit; dem Wissen und der Güte macht man Versprechungen, dem Leiden gehorcht man. Marcel Proust

Wenn ein Frauenkenner sich verliebt, so gleicht er dem Arzt, der sich am Krankenbett infiziert. Berufsrisiko. Karl Kraus

Der Unterschied zwischen den Psychiatern und den anderen Geistesgestörten, das ist etwa das Verhältnis von konvexer und konkaver Narrheit.
Karl Kraus

Die Zeit ist ein guter Arzt, aber ein schlechter Kosmetiker. William Somerset Maugham

... gerade der bedeutende Arzt, welcher der Wissenschaft mit Ernst und Geist um ihrer selbst willen und als Gelehrter dient, ist sogar am leichtesten zu täuschen. Thomas Mann

Auch Psychiater haben Alpträume: ihre schrecklichste Halluzination ist eine Welt ohne Irre.
Adolf Neuwert Nowaczyński

Ich versichere: ich werde, wenn die Umstände mich drängen, eher, lieber und von Herzen die Schriftstellerei in einer geistig refraktären und verschmockten Zeit aufgeben als den inhaltsvollen, anständigen, wenn auch sehr ärmlichen Beruf eines Arztes.
Alfred Döblin

Die Mediziner sind furchtbar abgebrüht, zwei Drittel Rohlinge, und die übelsten Witze stammen von ihnen.
Alfred Döblin

Wir sind alle nur so private Sozialbeamte mit ärztlicher Erfahrung. Wir sind, wenn ich es recht sehe, an einem kritischen, wenn auch öffentlich nicht sichtbaren Punkt als leise Puffer zwischen den jedem bekannten gesellschaftlichen Gewalten eingefügt.
Alfred Döblin

Ein Arzt ist gezwungen, unter Feinden zu leben, die sich täglich vermehren.
Fjodor Gladkow

In dem Maß, als sie Nervenärzte sind, sind die Ärzte ihrer Gesamtaufgabe gewachsen.
Karl Jaspers

Irren ist ärztlich.
Curt Goetz

Ein Arzt, der kein Künstler ist, ist auch kein Arzt.
Curt Goetz

Ein Arzt kann sich irren, doch nicht ein Chromosom.
Carl Zuckmayer

Die Ärzte sind wie Engländer: sie meinen es ja sehr gut, aber sie helfen einem überhaupt nie, man ist mit der Krankheit immer ganz allein. Kurt Tucholsky

Die Forderungen, die an den Arzt gestellt werden, werden immer über das hinausgehen, was ein einzelner Mensch zu leisten vermag. Peter Bamm

An nichts wird die wahre Würde des ärztlichen Berufs so sichtbar wie an den Irrtümern, welchen er ausgesetzt ist. Peter Bamm

Ein Chirurg hat guten Grund, den Pfarrer zu schätzen. Wo der Chirurg, des Menschen Diener, mit seiner Kunst zu Ende ist, weiß der Diener Gottes noch immer eine kleine Strecke weiter, jene kleine Strecke vom Schulterzucken der Wissenschaft bis zur Pforte der Ewigkeit. Peter Bamm

Es gibt zwei üble Berufe – Ärzte und Arbeiterkontrolleure. Sie sollen uns vor Krankheiten schützen und nützen das aus, um uns zu quälen.
Michail Kolzow

Wer auf den großen Erfolg nicht vorbereitet ist, verbringt den Rest seines Lebens beim Psychiater.
Frederick Loewe

Psychiater sind nicht allwissend und nicht allmächtig, aber sie sind allgegenwärtig. Man findet sie fast bei jedem Symposion.
Viktor E. Frankl

Die Ärzte haben es am besten von allen: ihre Erfolge laufen herum und ihre Mißerfolge werden begraben.
Jacques Tati

Frauenärzte finden auch nicht mehr als andere Ärzte, aber das Suchen macht halt mehr Spaß.
Jacques Tati

Der Clan — Logen — Lobby — Zusammenhalt der Ärzte ist eine an Mittelalter und Diktatur gemahnende Krankheit unserer Zeit, ein totalitäres Reservat innerhalb der Demokratie.
Hans Weigel

Die Tatsache, daß einer Doktor ist, setzt voraus, daß er viele Jahre an einer Universität verbracht hat. Und warum sollte er dadurch ein guter Arzt geworden sein?
Hans Weigel

Ärztlicher Kunstfehler: Aeskulapsus.
Thomas Niederreuther

Manche Mißstimmung von Frauen, der auch beste Psychiater nicht beizukommen vermögen, kann schon ein mittelmäßiger Friseur beseitigen.

Mary McCarthy

Ein guter Arzt soll nicht nur fragen, worüber, sondern auch über wen man klagt.

Ljubischa Manojlović

Solange uns unser Arzt etwas verbietet, ist alles in Ordnung. Ernst wird die Lage, wenn er uns plötzlich alles erlaubt.

Robert Lembke

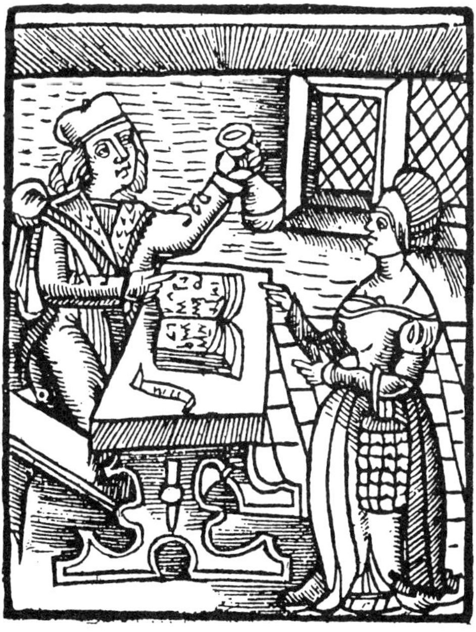

Harnbeschauender Arzt, Holzschnitt von 1498.

Ich kenne eine Kollegin, die so zwiespältig ist, daß ihr der Arzt immer zwei Rechnungen schickt.
Robert Lembke

Aus purer Zerstreutheit ins Schwarze getroffen. Ein Fehlschlag? Der Psychiater verrückt das ins rechte Licht.
Hans Peter Keller

Manche Ärzte meinen, um eine Epidemie zu vermeiden, genüge es, mehrere Namen für dieselbe Krankheit zu erfinden.
Wieslaw Brudziński

Die Ärzte haben ihm geholfen, am Leben zu bleiben. Aber am selben Leben, was keine große Hilfe ist.
Dusan Radović

Ein Rezept nach Großmutters Art: Ein vernünftiger Mensch sollte nicht zum Arzt gehen, wenn er krank ist, weil man sofort krank wird, sobald man zum Arzt geht.
Ephraim Kishon

Tierärzte genießen den unschätzbaren Vorteil, daß Papageien nachts nicht telefonieren.
Ephraim Kishon

Psychiater sind Leute, die sich selbst nicht konsultieren, weil sie zu teuer sind.
Peter Sellers

Ein sklerotischer Mensch läßt sich von den Ärzten behandeln. Die sklerotische Politik bewundert die eigene Gesundheit. Vlada Bulatović-Vib

Was haben Postbeamte und Ärzte gemeinsam? Beide fordern ihre Kundschaft auf: „Bitte freimachen."
Winfried Hönes

Manche Frauen haben zwei Ärzte: zu dem älteren gehen sie, wenn sie krank sind; zu dem jüngeren, wenn ihnen etwas fehlt. Ralf Boller

Der Zahnarzt ist der einzige Mann, der eine Frau jederzeit zum Schweigen bringen kann, obwohl sie ihm die Zähne zeigt. Hannes Wühr

Psychiater operieren mit Worten.
Wolfram Weidner

Wer sich einbildet, der Psychiater könne ihm helfen, der ist wirklich reif für den Psychiater.
Wolfram Weidner

Krankheiten sind ein Luxus, den sich bald nur noch Ärzte leisten können. Wolfram Weidner

Man sollte auch mal den Äskulapstab über die Ärzte brechen. Hans-Horst Skupy

„Der Nächste bitte“, sagte der Arzt und meinte den Schein. Werner Schneyder

Die Absaugmethode verstehen die Ärzte bevorzugt finanziell. Werner Schneyder

Wenn Ärzte an die Wiederkehr der Toten glaubten, würden sie ihren Beruf schleunigst wechseln.
Markus M. Ronner

Arztrechnungen: Äskulappalien. Arno Kappler

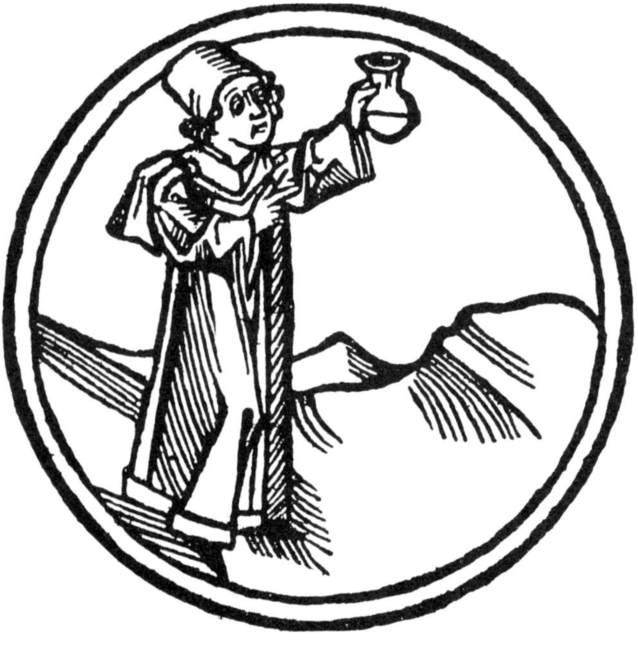

Harnbeschauender Arzt. Holzschnitt von 1502.

DIE PATIENTEN

Die Gesunden bedürfen des Arztes nicht, sondern die Kranken. Mark.2,17

Vergiß nicht, wie viele Ärzte gestorben sind, nachdem sie so oft die Stirn über ihre Patienten gerunzelt haben. Marc Aurel

Jeder, der nicht Kranke besucht, ist, als ob er Blut vergieße. Der babylonische Talmud

Man soll nicht den Arzt fragen, sondern den Kranken. Jüdisches Sprichwort

Die Gesunden und die Kranken haben ungleiche Gedanken. Sprichwort

Was ist das? Soweit meine Kenntnis reicht, sehe ich keine Menschen, die so früh krank und so spät gesund werden wie die Patienten der Ärzte.
Michel de Montaigne

Kinder, Frauen und Kranke lassen sich leicht an der Nase herumführen. Michel de Montaigne

Die vom Schmerz erschöpfte Natur betäubt manchmal das Gefühl der Kranken und hemmt die Beweglichkeit ihres Geistes. Und die angstvoll dem fernen Tod entgegengesehen haben, sterben furchtlos.
Luc de Clapiers de Vauvenargues

Die gefährlichsten Kranken sind die, die nicht wissen, daß sie krank sind. Christoph Martin Wieland

Der Hypochonder ist bald kuriert, wenn euch das Leben recht kujoniert. Johann Wolfgang von Goethe

Man kann den Charakter eines Menschen nie besser kennenlernen als an seinem Krankenbette sowie die Gesinnungen während seines Rausches.
Franz Grillparzer

Kranke Menschen sind immer wahrhaft vornehmer als gesunde; denn nur der kranke Mensch ist ein Mensch, seine Glieder haben eine Leidensgeschichte, sie sind durchgeistet. Heinrich Heine

Sterben die Kranken, dann ist schuld daran der himmlische Vater, macht Gott sie gesund, holt sich der Doktor das Geld.
Heinrich Hoffmann von Fallersleben

Es ist gewiß, daß der Kranke viel zur Aufrechterhaltung seiner Kräfte und seiner Heilung beitragen kann.
Wilhelm v. Humboldt

Wenn's doch nur keine Patienten gäbe, ich wär' nochmal so gern Doktor.
Johann Nepomuk Nestroy

Hier ruht mein treuester Genoß im Land,
Herr Hypochonder zubenannt;
er starb an frischer Bergesluft,
an Lerchenschlag und Rosenduft.
Anastasius Grün

Wenn ein Arzt hinter dem Sarg seines Patienten geht, so folgt manchmal tatsächlich die Ursache der Wirkung.
Robert Koch

Wäre ich Mediziner, würde ich jedem Patienten, der seine Arbeit für bedeutend hält, sofort Urlaub verschreiben.
Bertrand Russell

Dem Gesunden genügt das Weib. Dem Erotiker genügt der Strumpf, um zum Weib zu kommen. Dem Kranken genügt der Strumpf.
Karl Kraus

Die größten Lügner sind die Patienten. Kein Kranker sagt die Wahrheit über sich. Fjodor Gladkow

Der Kranke will eigentlich nicht wissen, sondern gehorchen. Die Autorität des Arztes ist ihm ein unerwünschter fester Punkt, der ihn eigenen Nachdenkens und eigener Verantwortung überhebt.
Karl Jaspers

Die Krankheitseitelkeit der Patienten wird nur noch von der Heilseitelkeit der Ärzte überboten.
Hermann Broch

Zwei Dinge trüben sich beim Kranken: / a) der Urin, b) die Gedanken. Eugen Roth

Während die Medizin das Leben des Menschen beträchtlich verlängert hat, verkürzt der Patient mit Hilfe des Telephons das Leben des Arztes.
Peter Bamm

Der Kranke vermag mehr zu ahnen, zu spüren als andere Menschen: Er weiß, wie krank die Welt ist und daß ihr nur die Liebe Gottes helfen kann.
Reinhold Schneider

Sprechzimmer — Simulatorium.
Winfried Hönes

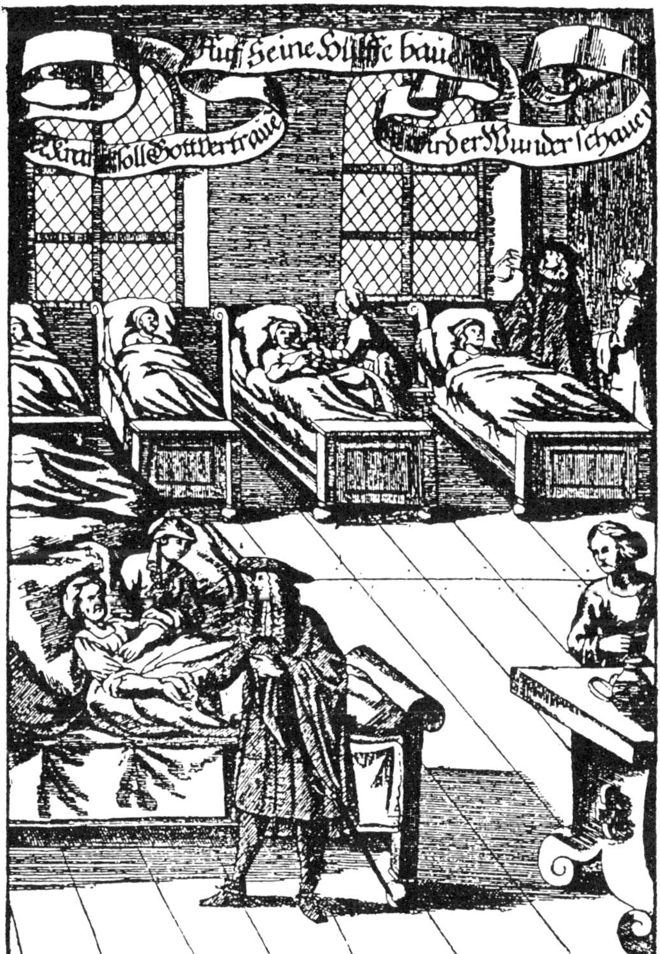

Ärzte im Krankensaal. Kupferstich von 1682.

die kranken können nichts dafür, daß sie sich immer stärker fühlen — aber die gesunden sind für ihre schwäche voll verantwortlich.

Bert Berkensträter

Junge hübsche Krankenschwestern stärken zwar den Lebenswillen der Patienten, sie fördern aber auch die Verweildauer im Krankenhaus.

Luigi Canuti

Arzt und Patienten einer Irrenanstalt sind leicht zu unterscheiden: der, der den Schlüssel hat, ist der Arzt.

Otto Pötzl

PILLEN UND KUREN

Ein fröhliches Herz ist die beste Arznei; ein gedrücktes Gemüt dörrt das Gebein aus. Spr. 17,22

Gott bringt aus der Erde Arzneien hervor, und ein verständiger Mann verachtet sie nicht.
Sir. 38,4

Nichts schadet der Gesundheit so sehr wie häufiger Wechsel der Medikamente. Seneca

Deinem Schmerz, solange er noch frisch wütete, durfte man sich nicht entgegenstemmen, um ihn durch Trostversuche nicht noch mehr zu reizen und anzufachen, das wußte ich wohl, denn auch bei Krankheiten ist nichts gefährlicher als Arznei zur Unzeit. Seneca

Mein Schaffen gilt der Nachwelt, für die ich aufschreibe, was vielleicht Wert für sie haben könnte. Den Rezepturen heilsamer Arzneien vergleichbar, vertraue ich meine hilfreichen Ratschläge dem Papier an. Ihre Wirksamkeit konnte ich an meinen eigenen Leiden erproben, die zwar noch nicht völlig ausgeheilt sind, aber doch wenigstens nicht weiterwuchern. Seneca

Was nicht zu heilen ist, soll man wegschneiden, damit die gesunden Teile nicht auch angesteckt werden.
Ovid

Wer satt ist, lobt das Fasten. Sprichwort

Die Arznei macht kranke, die Mathematik traurige und die Theologie sündhafte Leute.
Martin Luther

Freude und guter Mut in Ehren und Züchten ist die beste Arznei eines jungen Menschen, ja aller Menschen.
Martin Luther

Ich hasse Heilmittel, die schlimmer sind als die Krankheit.
Michel de Montaigne

Je weiter ein Medikament hergeholt wird, desto ehrfurchtgebietender kann es auftreten.
Michel de Montaigne

Von der Arzneikunst bis zum Handlesen steht jede Geheimniskrämerei in der Gunst der Gesellschaft.
Michel de Montaigne

Oft besteht das einzige Heilmittel unserer Schmerzen im Vergessen; aber wir vergessen das Heilmittel. Man muß jedoch seinem Gedächtnis bequeme Gewohnheiten beibringen, denn es reicht hin, Seligkeit oder Hölle zu schaffen.
Baltasar Gracián

Die Laster mischen sich zum Stoff der Tugend wie die Gifte zum Stoff der Heilmittel. Die Klugheit sammelt und mildert sie und bedient sich ihrer mit Nutzen gegen die Übel des Lebens.
François de La Rochefoucauld

Abwechslung ist eine gute Medizin für die meisten Leiden.
Christina von Schweden

Man muß so viel von der Arznei und der Sternkunst wissen, daß man weder von den Ärzten noch von den Sterndeutern betrogen wird.
Christina von Schweden

Kein Mensch legt Wert auf die beste Medizin, wenn ein Arzt sie ihm eingibt, den er persönlich haßt oder verachtet.
Jonathan Swift

Widerwärtigkeiten sind Pillen, die man schlucken muß und nicht kauen.
Georg Christoph Lichtenberg

Die Wahrheit ist eine Arznei, die angreift.
Heinrich Pestalozzi

Ein verzweifeltes Übel will eine verwegene Arznei.
Friedrich Schiller

Die Sonne ist die Universalarznei aus der Himmelsapotheke. August von Kotzebue

Es ist die Medizin für den, der ihrer bedarf, eine heimliche, fast zauberische Kunst. Auf dem Glauben beruht immer ein guter Teil ihrer Kraft.
Adalbert von Chamisso

Es ist ein ungleicher, lächerlicher Kampf, Apothekerwaffen gegen das eiserne Fatum; mit Pillerln schießen auf ein Bomben schleuderndes Schicksal!
Johann Nepomuk Nestroy

ABSINTH – Mörderisches Gift: ein Glas und Sie sind tot. Die Zeitungsschreiber trinken ihn, wenn sie ihre Artikel verfassen. Hat mehr Soldaten getötet als die Beduinen. Gustave Flaubert

COGNAC – Ganz schlimm. Ausgezeichnet bei mehreren Krankheiten. Ein schönes Glas Cognac schadet nie. Jung eingenommen, tötet es den Magenwurm. Gustave Flaubert

Belladonna, subst. neutr. Im Italienischen eine schöne Frau, in unserer Sprache ein tödliches Gift. Ein schlagendes Beispiel dafür, daß die beiden Sprachen im wesentlichen übereinstimmen.

Ambrose Bierce

Die Wissenschaft und die Arzneien ändern sich mit der Zeit, aber der Apothekengeruch ist so ewig wie die Materie. Anton Tschechow

Es gibt für Unzählige nur ein Heilmittel – die Katastrophe. Christian Morgenstern

Auch als Massage kann die tiefe Kniebeuge vor einer Frau Wunder tun. Karl Kraus

Der Bodensatz der Artigkeit wäre das tauglichste Brechmittel. Richard von Schaukal

Arbeit ist die beste Arznei. Alexander Blok

Es kommt nicht in Frage, daß die Sozialversicherung die Pille vergütet. Sie zahlt ja auch nichts für Autos. Beide dienen der Zerstreuung. Charles de Gaulle

Pillen und Pulver entwickeln sich heute zu einer Art von psychischem Konfekt. Ernst Jünger

Die Medizin, welche der Arzt in der Praxis dem Kranken verschreibt, ist nicht nur in einem Glas Wasser zu nehmen, sondern auch mit drei Teelöffeln guten Glauben an die Tüchtigkeit des Arztes, die Güte der Schöpfung und die Zuverlässigkeit der pharmazeutischen Industrie.
Peter Bamm

Ein Dementi ist ein schlecht sitzendes Heftpflaster auf eine Wahrheit, die weh tut.
Günter Neumann

ein Glas Wasser eine Tablette das macht zusammen einen Brausekopf.
Hans Peter Keller

Es gibt vorzügliche Medikamente, für die man noch keine passende Krankheit gefunden hat.
Ephraim Kishon

Ein Kuß ist Mund-zu-Mund-Beatmung ohne medizinischen Anlaß.
Joachim Fuchsberger

Freiheit 1789: Liberté. Freiheit 1978: Librium.
Hanns-Hermann Kersten

Bei Diät wie in der Ehe — das Schönste sind die Zwischenmahlzeiten.
Winfried Hönes

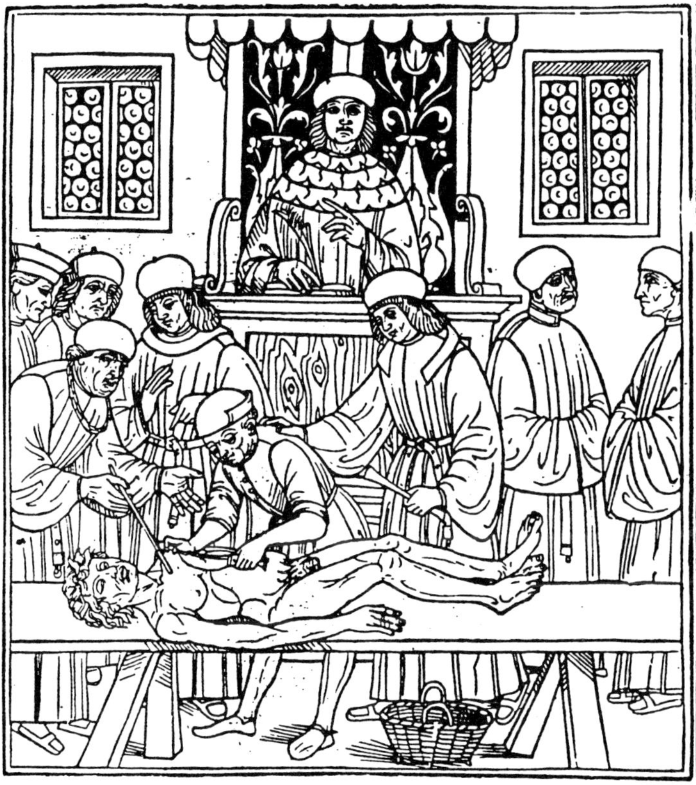

Anatomie-Unterricht. Holzschnitt, 14. Jahrhundert.

Für das Wohlbefinden einer Frau sind bewundernde Männerblicke wichtiger als Kalorien und Medikamente. Françoise Sagan

Die Pille – die Hoffnung, nicht in dieselbe zu kommen. Markus M. Ronner

Eine günstige Fehldiagnose ist noch immer wirksamer als die beste Medizin. Markus M. Ronner

GESUNDHEITSWESEN UND BÄDER

Alles, was die Heilmittel nicht heilen, heilt das Eisen; alles, was das Eisen nicht heilt, heilt das Feuer; was aber das Feuer nicht heilt, das muß als unheilbar gelten.
Hippokrates

Laß den Gesteinen und dem Gold ihr Amt, das ist: laß sie dem Apotheker, gib sie zu Nutz. Paracelsus

Unsere Justiz geht nach den Apothekern: Alles, was nützlich ist, erscheint ihr gerecht und billig.
Michel de Montaigne

Wer eine Kur macht, muß gesund sein.
Michel de Montaigne

Der beste Teil der Kurwirkung ist das gesellschaftliche Vergnügen. Michel de Montaigne

Deutschland zählt wenigstens hundert berühmte Bäder, von denen unsere Voreltern nichts wußten, und fast jedes Jahr entstehen neue, was jedoch auch sein Gutes hat: so verdirbt eins das andere.
Karl Julius Weber

Was aber die Gesundheit betrifft, so gehören die Badereisen zum Teil auch zu den Moden der Ärzte.
Wilhelm von Humboldt

Zauberei und Magie, die tausendgestaltig, tausendnamig, ausgebreitet und alt sind wie das Menschengeschlecht, waren die erste Heilkunst und werden wohl auch die letzte sein. Adalbert von Chamisso

Für ein' schlechten Magen, für a schlechte Leber helfen's, aber für a schlecht's Herz sind diese oberflächlichen Bäder nichts, da wär' nur der Meeresgrund. Johann Nepomuk Nestroy

Daß die Erden im Weltenraum sehr eine ungesunde Lage haben muß, weil's mehr Patienten als G'sunde drauf gibt, und daß aus diesem Grund die Welt selbst eine so großartige Apotheken hat, gegen deren Medikamentenmasse alles, was die Phantasie der Pharmazeuten ersonnen hat, als unbedeutend in den Hintergrund tritt! – So hat mein Göd g'sagt.
Johann Nepomuk Nestroy

WASSERHEILKUNDE – Behebt alle Krankheiten und verursacht sie. Gustave Flaubert

Aus der Erkenntnis der Ursachen ergeben sich die Heilmittel von selbst. August Bebel

Apotheker, subst. masc. Der Komplize des Arztes, der Wohltäter des Leichenbestatters, der Ernährer der Würmer. Ambrose Bierce

Rezept, subst. neutr. Eine ärztliche Vermutung darüber, was den Krankheitszustand mit dem mindesten Schaden für den Patienten am besten verlängert.
Ambrose Bierce

Fechten und Keulenschwingen sind trügerische Entfettungskuren. Sie schaffen Hunger und Durst. Was den meisten Menschen abgeht und was ihnen unfehlbar helfen könnte, ist die Möglichkeit, geistige Bewegung zu machen. Karl Kraus

Die Literatur von heute sind Rezepte, die die Kranken schreiben. Karl Kraus

Eine umfassende Bildung ist eine gut dotierte Apotheke; aber es besteht keine Sicherheit, daß nicht für Schnupfen Zyankali gereicht wird.
Karl Kraus

Fluch dem Gesetz! Die meisten meiner Mitmenschen sind traurige Folgen einer unterlassenen Fruchtabtreibung. Karl Kraus

SCHWESTERN: Sie reden mit dir über alles. Lues, Urinproben, (Bettnässen) Darmeinlauf. Sie kleiden dich an und aus und würden dich überall berühren. Sie sind wie immun gegen das gehäufte Sexuelle. Und (sind) bleiben doch ganz Weibchen.

Robert Musil

„Arzt sein heißt: der Stärkere sein", hat Schweninger gesagt. Krankenkassen-Patient sein heißt, der Schwächere sein. Kurt Tucholsky

Am Krankenhaus in Niederschöneweide hängt überm Eingang eine Tafel:
LASST ALLE HOFFNUNG, IHR, DIE IHR EINTRETET, FAHREN! Kurt Tucholsky

Welche Möglichkeiten gibt es denn für ganz talentlose Leute? Nur zwei: Apotheker und Lehrer. Die ersten helfen dem Körper des Menschen nicht, vergiften ihn wenigstens nur selten; die zweiten richten das Leben des Menschen zugrunde.

Ludwig Hohl

Der Mann von Geist sagt ein Wort, die Apotheker hören es, es frappiert sie und sie sagen etwas ähnliches, das ganz etwas anderes ist.

Ludwig Hohl

Kollegen in den Fernsehstudios klagen immer wieder, sie seien offensichtlich in ein Irrenhaus geraten. Sie vergessen völlig, daß in einem Irrenhaus wenigstens der Direktor und die Besucher normal sind.
Robert Lembke

Wenn Männer Kinder bekämen, wäre die Abtreibung längst ein Sakrament.
Lore Lorentz

Vielleicht haben wir statt eines Gesundheitswesens nur eine riesige, technisch perfektes Reparaturwerkstatt für körperliche Defekte aufgebaut, die immer mehr Geld verschlingt, ohne die Menschen deshalb gesünder zu machen.
Erhard Eppler

Er beschloß, seine Altlasten zu sanieren. Er schickte seine Frau zur Kur.
Winfried Hönes

Krankenschwester – Gesundheitswesen.
Winfried Hönes

Steuerzahler sind Blutspender ohne ärztliche Assistenz.
Carlo Franchi

Die meisten Ehefrauen besuchen ihren Mann gerne im Krankenhaus, weil sie dann wenigstens wissen, wo er ist.
Helen Vita

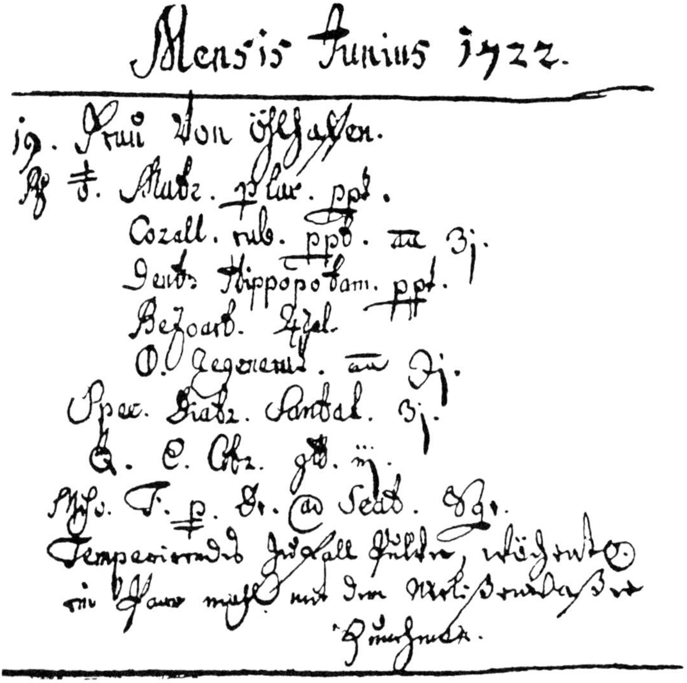
Mensis Junius 1722.

19. Frau von Ohlhaffen.

℞ [illegible] Matr. perl. ppt.

Corall. rub. ppt. aa ʒj.

Dent. Hippopotam. ppt.

Bezoard. [illegible]

[illegible]

Spec. Diatr. Santal. ʒj.

[illegible]

Rezept von 1722.

DIE HEILUNG

Es ist heller Wahnsinn, von einem Trank-Gemisch Genesung für dies und jenes zu erwarten.

Michel de Montaigne

Die Mutter der Heilerfolge heißt Empirie.

Michel de Montaigne

Wann ist schon heilsam, was angenehm ist?

Michel de Montaigne

Das unschuldige Aussehen, das man auf dem Antlitz Genesender bemerkt, kommt daher, daß die Leidenschaften sich ausgeruht und ihre Herrschaft noch nicht wieder übernommen haben.

Joseph Joubert

Ob nicht später ein Fieber bloß dadurch, daß man Gase ins Blut einströmen läßt, vertrieben wird? Chloroform. Gewiß sind alle Krankheiten nur darum tödlich, weil man sie noch nicht rasch genug bewältigen kann.

Friedrich Hebbel

Besserung ist: etwas sichtbar werden lassen von dem, was den guten Menschen gefällt. Nicht mehr!

Friedrich Nietzsche

Wenn ich ein Musiker wäre, so würde ich einen gemischten Chor mit Orchester komponieren: den „Chor der Genesenden" – und im Himmel selber sollte nicht tiefer, inbrünstiger und süßer gesungen werden.

Christian Morgenstern

Erst nachdem man aufgehört hatte, Hexen zu verbrennen, konnte man anfangen, sie zu behandeln.

Peter Bamm

Krankheit ist ohne Wert, geheilt ist ohne Wert; Heilung, das ist alles, ist die Menschheit.

Ludwig Hohl

Nichts beschleunigt die Genesung so sehr wie regelmäßige Arztrechnungen.

Alec Guinness